Soins Infirmiers

en

chirurgie cardiaque

Le Guide Complet

ALEXANDRE CAREWELL

Table des matières

Chapitre 1 : Introduction à la chirurgie cardiaque — 13

Historique et évolution de la chirurgie cardiaque — 13

Les enjeux et la complexité de la chirurgie cardiaque — 14

L'importance de l'infirmier dans cette spécialité — 16

Chapitre 2 : L'anatomie et la physiologie cardiaque — 18

Comprendre le cœur : structure et fonctions — 18

Les pathologies cardiaques courantes — 20

Les techniques et équipements de diagnostic en cardiologie — 22

Chapitre 3 : Avant l'opération – Le rôle pré-opératoire de l'infirmier — 25

Évaluation pré-opératoire du patient — 25

Éducation du patient : préparation mentale et physique — 27

Coordination avec l'équipe chirurgicale — 28

Chapitre 4 : En salle d'opération – Aux côtés du chirurgien — 31

Préparation stérile et mise en place des instruments   31

Surveillance continue du patient   32

Assistance chirurgicale : les moments clés   34

Chapitre 5 : Après l'opération – Soins post-opératoires   37

Surveillance post-opératoire immédiate : signes vitaux et complications potentielles   37

Gestion de la douleur et confort du patient   39

Éducation du patient pour la récupération à domicile   41

Chapitre 6 : Les défis psychologiques et émotionnels   44

Comprendre le stress et l'anxiété du patient   44

Fournir un soutien émotionnel   46

Prendre soin de sa propre santé mentale   47

Chapitre 7 : Travailler en équipe en chirurgie cardiaque   49

Communiquer efficacement avec les chirurgiens, anesthésistes et autres membres de l'équipe   49

Le rôle de l'infirmier dans les réunions multidisciplinaires   50

Gérer les situations d'urgence en équipe   52

Chapitre 8 : Techniques et procédures spécifiques en chirurgie cardiaque   54

Chirurgie à cœur ouvert et chirurgie mini-invasive   54

Cathétérisme cardiaque et interventions percutanées   56

Transplantation cardiaque : processus et soins post-opératoires   58

Chapitre 9 : La gestion des complications spécifiques   61

Les arythmies post-opératoires   61

L'insuffisance cardiaque post-chirurgicale   63

Les complications liées aux dispositifs médicaux (pacemakers, dérivations, valves)   66

Chapitre 10 : Les outils et la technologie en chirurgie cardiaque   68

Moniteurs cardiaques et appareils de surveillance   68

L'utilisation de l'échographie et du doppler en salle d'opération   70

Les innovations récentes et leur impact sur la pratique infirmière   72

Chapitre 11 : Sécurité du patient et prévention des infections   75

Les infections associées aux soins et leur prévention ... 75

Protocoles d'asepsie et de stérilisation en chirurgie cardiaque ... 77

La gestion des situations de contamination ou d'erreurs médicales ... 79

Chapitre 12 : Pharmacologie en chirurgie cardiaque ... 81

Les médicaments cardiotropes et leur administration ... 81

Interaction et surveillance des effets secondaires ... 83

Les anticoagulants et antithrombotiques : gestion et surveillance ... 85

Chapitre 13 : Gestion de la douleur en chirurgie cardiaque ... 88

Évaluation et échelles de la douleur ... 88

Techniques pharmacologiques et non pharmacologiques ... 90

La douleur chronique post-chirurgie : reconnaissance et prise en charge ... 91

Chapitre 14 : L'international et la chirurgie cardiaque ... 94

Participer à des missions humanitaires ou à l'étranger ... 94

Différences de pratique et d'éthique à l'international ... 96

Échanges et collaborations
internationales pour enrichir sa pratique 98

Chapitre 15 : Nutrition et hygiène 101
alimentaire du patient cardiaque

Importance de la nutrition dans la 101
récupération et la prévention

Conseils alimentaires spécifiques pour 103
le patient cardiaque

Collaboration avec les diététiciens pour 105
des plans alimentaires adaptés

Chapitre 16 : La réadaptation cardiaque 107

Principes et objectifs de la réadaptation 107
cardiaque

Le rôle de l'infirmier dans le suivi et 109
l'accompagnement

Exercices, reprise d'activité et suivi à 110
long terme

Chapitre 17 : Soins palliatifs en cardiologie 113

Introduction aux soins palliatifs en 113
cardiologie

Gestion des symptômes et soutien 114
émotionnel

Travail en équipe avec les spécialistes 116
en soins palliatifs

Chapitre 18 : Les défis du système de 119
santé et la chirurgie cardiaque

Comprendre le système de santé et les 119
défis financiers

L'influence de la politique de santé sur la chirurgie cardiaque 121

Collaborer avec les administrateurs et les décideurs 123

Chapitre 19 : L'éducation continue et le développement professionnel 125

L'importance de la formation continue 125

Les conférences, séminaires et ateliers pertinents 126

Mentorat et encadrement des nouveaux infirmiers 128

Chapitre 20 : L'équilibre travail-vie personnelle 131

Reconnaître les signes d'épuisement 131

Stratégies pour maintenir un équilibre sain 132

Importance du soutien social et professionnel 134

Chapitre 21 : Perspectives d'avenir et évolution du métier 137

Les défis actuels et futurs de la chirurgie cardiaque 137

Les opportunités de carrière avancée pour les infirmiers (infirmier praticien, spécialiste clinique, etc.) 139

Le rôle de l'infirmier dans la prévention et l'éducation cardiaque 141

Chapitre 22 : Conclusion 143

La noblesse de la profession d'infirmier   143
en chirurgie cardiaque

Continuer d'évoluer pour mieux servir   144
les patients

Encouragements et conseils pour les   146
futurs infirmiers du domaine

Glossaire des termes médicaux   149

« *Dans les mains d'un chirurgien cardiaque, un cœur n'est pas seulement un organe, mais le symbole d'une seconde chance à chaque battement.* »

Chapitre 1 :
INTRODUCTION
À LA CHIRURGIE CARDIAQUE

Historique et évolution
de la chirurgie cardiaque

L'histoire de la chirurgie cardiaque est à la fois fascinante et témoin de l'incroyable capacité de l'homme à repousser les limites de la science et de la médecine pour sauver des vies. En plongeant dans le passé, on découvre que les premières interventions sur le cœur étaient considérées comme une frontière infranchissable, une région du corps humain que l'on appelait "la zone interdite". La complexité et la sensibilité du cœur ont longtemps fait obstacle à la chirurgie directe.

Au début du 20ème siècle, de braves pionniers ont osé approcher ce mystérieux organe, réalisant des interventions simples, souvent dans des circonstances de dernière chance. Cependant, la véritable percée est survenue avec la mise au point de la machine cœur-poumon dans les années 1950. Cet appareil révolutionnaire a permis de dériver temporairement la circulation du sang, offrant aux chirurgiens une fenêtre d'opportunité pour opérer le cœur à l'arrêt.

Avec cette innovation, les portes de la chirurgie cardiaque moderne se sont ouvertes, menant à une série d'avancées rapides. Le pontage aorto-coronarien, la chirurgie valvulaire, et même la transplantation cardiaque sont devenus réalisables. Des vies qui auraient autrefois été perdues à cause de malformations cardiaques ou de maladies cardiaques évoluées ont été sauvées.

Au fil des décennies, la chirurgie cardiaque a continué à évoluer, incorporant de nouvelles technologies et techniques. La chirurgie mini-invasive, par exemple, a permis d'effectuer des interventions majeures par de petites incisions, réduisant considérablement les temps de récupération et les complications. Les méthodes d'imagerie avancée, les matériaux innovants pour les prothèses et implants, et les protocoles améliorés pour les soins pré- et post-opératoires ont également joué un rôle clé.

Aujourd'hui, la chirurgie cardiaque, autrefois perçue comme un miracle, est devenue une procédure standard dans de nombreux hôpitaux du monde entier. Les chirurgiens cardiaques, armés d'une connaissance approfondie et d'une technologie de pointe, continuent d'élargir les horizons de ce qui est possible, tout en se souvenant toujours des pionniers audacieux qui les ont précédés. Et tandis que les défis persistent, l'avenir de la chirurgie cardiaque semble prometteur, offrant l'espoir de nouvelles innovations et de guérisons encore plus remarquables.

Les enjeux et la complexité
de la chirurgie cardiaque

La chirurgie cardiaque, pierre angulaire de la médecine moderne, est chargée d'enjeux considérables et d'une complexité inhérente à l'organe qu'elle traite : le cœur. Cet organe vital, véritable moteur de la vie, représente un défi constant pour les chirurgiens en raison de son importance et de sa délicate mécanique.

L'un des premiers enjeux est sans aucun doute le risque associé à toute intervention sur un organe aussi vital. Une simple erreur, un léger décalage, ou une petite complication peuvent avoir des conséquences fatales. Cette réalité fait peser sur les épaules du chirurgien une responsabilité énorme, où chaque décision compte et où la marge d'erreur est minime.

La complexité technique des procédures est un autre aspect majeur. Les chirurgiens doivent posséder une connaissance approfondie de l'anatomie cardiaque, comprendre les subtilités des différents tissus, veines, artères et valves, et maîtriser l'utilisation d'équipements de pointe. L'arrivée de nouvelles technologies, telles que la chirurgie robot-assistée ou les techniques d'imagerie avancée, bien qu'elles apportent des avantages considérables, nécessitent également des formations et des compétences spécifiques.

L'évolution rapide des connaissances et des technologies médicales impose également aux chirurgiens de rester constamment à jour. Les protocoles d'hier peuvent être obsolètes demain, remplacés par de nouvelles approches plus efficaces ou plus sûres.

De plus, la chirurgie cardiaque ne s'arrête pas à l'acte opératoire lui-même. La prise en charge pré-opératoire, cruciale pour préparer le patient et minimiser les risques, et la phase post-opératoire, essentielle pour assurer une récupération optimale et prévenir les complications, sont tout aussi importantes. La collaboration avec d'autres professionnels de santé - cardiologues, anesthésistes, infirmiers spécialisés, physiothérapeutes - est donc primordiale.

Enfin, il y a l'enjeu éthique et humain. Au-delà des compétences techniques, les chirurgiens cardiaques sont souvent confrontés à des décisions difficiles : quand opérer, quand choisir une alternative moins invasive, quand, malheureusement, reconnaître que la chirurgie ne peut plus rien apporter. Dans ces moments, la capacité à communiquer avec compassion, à peser le pour et le contre, et à respecter les souhaits et la dignité du patient est fondamentale.

La chirurgie cardiaque, tout en étant un domaine d'excellence médicale, reste un art délicat, où science, technique, éthique et humanité doivent constamment s'entrelacer pour offrir le meilleur aux patients.

L'importance de l'infirmier dans cette spécialité

La chirurgie cardiaque, avec ses complexités et ses défis, nécessite une équipe médicale dévouée et compétente où chaque membre joue un rôle crucial. Dans ce contexte, l'infirmier, souvent perçu comme l'ombre discrète mais essentielle du chirurgien, revêt une importance particulière.

Dès le départ, l'infirmier en chirurgie cardiaque est l'un des premiers points de contact pour le patient. Il recueille des informations médicales essentielles, évalue l'état du patient et contribue à mettre en place le plan de soins. Cette première impression, cette capacité à rassurer et à établir une relation de confiance, peut avoir un impact significatif sur l'expérience globale du patient.

L'infirmier joue également un rôle pivot pendant l'intervention elle-même, bien que cela soit souvent en dehors de la salle d'opération. Il prépare le patient, veille à ce que tous les dispositifs médicaux nécessaires soient prêts et s'assure que les protocoles de sécurité sont suivis à la lettre.

Après la chirurgie, c'est souvent l'infirmier qui prend soin du patient durant les premiers moments cruciaux en salle de réveil. Il surveille les signes vitaux, gère la douleur, détecte d'éventuelles complications et est prêt à intervenir en cas d'urgence. Dans les jours qui suivent, l'infirmier continue de suivre la progression du patient, administre les médicaments, change les pansements, guide le patient à travers la physiothérapie et assure une transition en douceur vers le rétablissement à domicile.

Outre ces responsabilités cliniques, l'infirmier en chirurgie cardiaque joue un rôle essentiel dans l'éducation du patient et de sa famille. Il les informe sur la nature de l'intervention, les soins post-opératoires, les signes de complications et les étapes de la convalescence. Cette éducation est vitale pour que le patient comprenne, participe activement à son rétablissement et adopte des comportements bénéfiques pour sa santé cardiaque à long terme.

Mais au-delà des compétences techniques et éducatives, c'est peut-être dans l'aspect humain que l'infirmier brille le plus. La chirurgie cardiaque est, pour beaucoup, une expérience effrayante, chargée d'émotions. L'infirmier offre réconfort, écoute, soutien psychologique, souvent devenant la main rassurante à serrer ou l'épaule sur laquelle s'appuyer.

Ainsi, dans le ballet précis et coordonné de la chirurgie cardiaque, l'infirmier est bien plus qu'un simple auxiliaire : il est une pierre angulaire, assurant le bien-être du patient à chaque étape, garantissant que, au-delà de la science et de la technique, l'humain reste toujours au cœur de la démarche thérapeutique.

Chapitre 2 :
L'ANATOMIE ET
LA PHYSIOLOGIE CARDIAQUE

Comprendre le cœur :
structure et fonctions

Au cœur de notre système circulatoire se trouve un organe exceptionnel, le cœur, dont la mécanique précise et constante garantit la distribution du sang dans tout notre organisme. Pour comprendre la complexité de la chirurgie cardiaque, il est essentiel de commencer par une exploration détaillée de cet organe fascinant.
Structure du cœur :

Le cœur est un muscle creux, divisé en quatre cavités : deux oreillettes (gauche et droite) et deux ventricules (gauche et droit). Ces cavités sont séparées par des cloisons : le septum auriculaire entre les oreillettes et le septum ventriculaire entre les ventricules.

Le flux sanguin à travers ces chambres est régulé par quatre valves cardiaques :
    La valve mitrale : entre l'oreillette gauche et le ventricule gauche.
    La valve tricuspide : entre l'oreillette droite et le ventricule droit.
    La valve pulmonaire : à la sortie du ventricule droit vers l'artère pulmonaire.
    La valve aortique : à la sortie du ventricule gauche vers l'aorte.
Fonctions du cœur :
    Pompage : Le cœur agit comme une pompe, assurant la circulation du sang dans tout le corps. Le ventricule gauche pompe le sang oxygéné vers

l'ensemble du corps par l'aorte, tandis que le ventricule droit envoie le sang désoxygéné vers les poumons via l'artère pulmonaire.

Oxygénation : L'oreillette droite reçoit le sang désoxygéné des veines et le dirige vers le ventricule droit. De là, il est envoyé aux poumons pour être oxygéné. Une fois oxygéné, le sang retourne au cœur, entrant dans l'oreillette gauche avant d'être pompé dans le ventricule gauche et ensuite dans le reste du corps.

Rythmicité : Le cœur possède un système électrique intrinsèque qui garantit sa contraction régulière. Le noeud sino-auriculaire (NSA), situé dans l'oreillette droite, est le pacemaker naturel du cœur. Il génère des impulsions électriques qui se propagent à travers les oreillettes, puis au nœud atrio-ventriculaire (NAV) et enfin aux ventricules, provoquant la contraction musculaire.

Le cœur et le système circulatoire :

Le cœur travaille en étroite collaboration avec les vaisseaux sanguins pour former le système circulatoire. Ce système est divisé en deux circuits principaux :

Circuit pulmonaire : où le sang est envoyé aux poumons pour être oxygéné.

Circuit systémique : où le sang oxygéné est transporté vers tous les autres organes et tissus du corps.

Le cœur est une merveille d'ingénierie biologique, une machine robuste mais délicate qui, à chaque battement, maintient la vie en nous. Sa structure complexe et ses fonctions vitales nécessitent une compréhension profonde pour ceux qui cherchent à intervenir chirurgicalement. Et même pour le commun des mortels, une appréciation de cet organe étonnant peut conduire à des choix de vie plus sains et à une meilleure santé cardiaque.

Les pathologies cardiaques courantes

Les pathologies cardiaques sont diverses et variées, touchant des millions de personnes dans le monde entier. Ces maladies peuvent affecter la structure même du cœur, sa capacité de pompage, ou le système électrique qui contrôle son rythme. Voici une liste des pathologies cardiaques courantes :

Maladie coronarienne (ou athérosclérose) :
   C'est la cause la plus fréquente de maladies cardiaques. Elle est due à l'accumulation de plaques d'athérome (dépôts de lipides) sur les parois des artères coronaires, réduisant ainsi l'apport d'oxygène au muscle cardiaque.
   Peut conduire à l'angine de poitrine ou à un infarctus du myocarde (crise cardiaque).
Insuffisance cardiaque :
   Se produit lorsque le cœur ne pompe pas le sang aussi efficacement qu'il le devrait.
   Peut résulter d'autres affections cardiaques comme l'infarctus du myocarde ou l'hypertension artérielle.
Cardiomyopathies :
   Il s'agit de maladies du muscle cardiaque lui-même.
   Peuvent être dues à des causes génétiques, des infections, des toxines ou des maladies métaboliques.
Valvulopathies :
   Affections des valves cardiaques qui peuvent être rétrécies (sténose) ou ne pas fermer correctement (insuffisance ou régurgitation).
Troubles du rythme cardiaque (arythmies) :
   Anomalies de la fréquence ou du rythme des battements cardiaques.

Exemples : fibrillation atriale, tachycardie ventriculaire, fibrillation ventriculaire, bloc cardiaque.

Malformations cardiaques congénitales :

Anomalies structurelles du cœur présentes dès la naissance, comme la tétralogie de Fallot ou la communication interventriculaire.

Péricardite :

Inflammation de la fine membrane enveloppant le cœur, le péricarde.

Peut être causée par une infection, un traumatisme ou d'autres affections médicales.

Endocardite :

Inflammation de la paroi interne du cœur, souvent causée par une infection bactérienne.

Maladie cardiaque hypertensive :

Problèmes cardiaques causés par une pression artérielle élevée, pouvant affecter le cœur, les artères, ou les deux.

Cardiopathie ischémique :

Provoquée par une diminution de l'apport sanguin au muscle cardiaque, généralement due à l'athérosclérose coronarienne.

Ces pathologies, bien que courantes, varient considérablement dans leurs symptômes, leurs causes et leurs traitements. De nombreuses interventions médicales, chirurgicales et des modifications du mode de vie peuvent aider à gérer, traiter ou prévenir ces maladies. La compréhension et la connaissance de ces pathologies sont essentielles pour toute personne travaillant dans le domaine de la cardiologie ou de la chirurgie cardiaque.

Les techniques et équipements de diagnostic en cardiologie

La cardiologie, en tant que spécialité médicale, s'appuie sur une gamme étendue de techniques et d'équipements de diagnostic pour évaluer la fonction cardiaque, identifier les maladies cardiaques et déterminer la meilleure approche thérapeutique. Voici un aperçu des techniques et des équipements couramment utilisés dans le domaine :

Électrocardiogramme (ECG) :
Mesure l'activité électrique du cœur.
Permet de détecter des arythmies, des infarctus du myocarde et d'autres anomalies.
Échocardiographie (écho) :
Utilise des ondes ultrasonores pour produire des images du cœur en mouvement.
Peut évaluer la taille, la forme, la fonction des ventricules et des valves, ainsi que détecter les malformations cardiaques.
Test d'effort (ou épreuve d'effort) :
Le patient exerce une activité physique (souvent sur un tapis roulant) pendant que son activité cardiaque est surveillée.
Utilisé pour détecter la maladie coronarienne.
Holter ECG :
Un dispositif portatif qui enregistre l'activité électrique du cœur sur une période prolongée (souvent 24 heures).
Permet de détecter des arythmies intermittentes.
Test d'imagerie par résonance magnétique cardiaque (IRM cardiaque) :
Utilise des champs magnétiques pour produire des images détaillées du cœur.
Peut détecter des cardiomyopathies, des tumeurs cardiaques et d'autres anomalies.

Tomodensitométrie cardiaque (TDM cardiaque) :
Une forme de radiographie qui fournit des images transversales détaillées du cœur.

Souvent utilisée pour visualiser les artères coronaires et détecter les dépôts de calcium.

Cathétérisme cardiaque (ou angiographie coronarienne) :
Un cathéter est inséré dans une artère et guidé jusqu'au cœur.

Permet de mesurer les pressions, d'analyser le débit sanguin et d'injecter un colorant pour visualiser les artères coronaires.

Coronarographie :
Une forme spécifique de cathétérisme cardiaque où un colorant est injecté pour visualiser les artères coronaires à l'aide de radiographies.

Test d'effort nucléaire :
Une petite quantité de substance radioactive est injectée, puis le patient réalise un test d'effort.

Les images sont capturées pour évaluer le flux sanguin vers le cœur pendant l'exercice.

Tilt-test :
Le patient est placé sur une table qui change d'angle.

Utilisé pour diagnostiquer les causes d'évanouissements inexpliqués.

Électrophysiologie (EP) :
Étude des circuits électriques du cœur.

Permet de localiser la source des arythmies et de déterminer le meilleur traitement.

Moniteur d'événement cardiaque :
Un dispositif portatif qui peut être activé par le patient lorsqu'il ressent des symptômes.

Enregistre l'activité électrique pendant ces épisodes.

Ces outils diagnostiques, souvent utilisés en combinaison, offrent aux cardiologues une vue d'ensemble détaillée de la fonction cardiaque et des maladies éventuelles. Ils sont essentiels pour guider les décisions thérapeutiques et améliorer les résultats pour les patients souffrant de pathologies cardiaques.

Chapitre 3 :
AVANT L'OPÉRATION –
LE RÔLE PRÉ-OPÉRATOIRE
DE L'INFIRMIER

Évaluation pré-opératoire du patient

L'évaluation pré-opératoire du patient candidat à une chirurgie cardiaque est une étape cruciale pour assurer le succès de l'intervention et minimiser les risques. Cette évaluation complète englobe des aspects cliniques, fonctionnels, psychologiques et sociaux. Elle a pour objectif d'identifier les problèmes potentiels qui pourraient influencer le déroulement de la chirurgie et la récupération post-opératoire.

Évaluation clinique :

Histoire médicale : Recueil des antécédents médicaux, des chirurgies précédentes, des médicaments actuels et des allergies.

Examen physique : Évaluation de l'état général, de la fonction cardiaque (auscultation, palpation), de la fonction pulmonaire, et des autres systèmes corporels.

Tests diagnostiques :

Électrocardiogramme (ECG) : Analyse de l'activité électrique du cœur.

Échocardiographie : Évaluation de la fonction et de la structure cardiaque.

Radiographie thoracique : Examen des poumons et de la taille/forme du cœur.

Tests sanguins : Évaluation de la fonction rénale, hépatique, des taux d'électrolytes, du bilan sanguin complet et de la coagulation.

Test d'effort : Évaluation de la capacité cardiaque à l'exercice.

Cathétérisme cardiaque : Si nécessaire, pour évaluer l'état des artères coronaires et des chambres cardiaques.

Évaluation fonctionnelle :

Évaluation de la capacité du patient à réaliser des activités quotidiennes.

Identification des limitations fonctionnelles qui pourraient nécessiter une rééducation post-opératoire.

Évaluation psychosociale :

Évaluation de l'état psychologique du patient, de sa capacité à comprendre et à adhérer aux recommandations post-opératoires.

Prise en compte du soutien familial ou social disponible après la chirurgie.

Évaluation nutritionnelle :

Évaluation de l'état nutritionnel pour déceler d'éventuelles carences.

Conseils et recommandations pour optimiser la nutrition pré-opératoire.

Évaluation des risques anesthésiques :

Consultation avec l'anesthésiste pour évaluer les risques spécifiques liés à l'anesthésie.

Discussion des méthodes d'anesthésie possibles et de la prise en charge de la douleur post-opératoire.

Évaluation des autres systèmes :

Fonction pulmonaire, tests rénaux, évaluation neurologique, si nécessaire, en fonction des antécédents du patient et des risques anticipés de la chirurgie.

Discussion avec le patient et sa famille :

Présentation des risques, des bénéfices, des alternatives à la chirurgie.

Obtention du consentement éclairé.

Cette évaluation pré-opératoire exhaustive vise à offrir au patient la meilleure chance de succès chirurgical tout en réduisant les complications potentielles. Elle nécessite une collaboration étroite entre cardiologues, chirurgiens, anesthésistes, infirmiers et autres professionnels de santé pour assurer une prise en charge optimale du patient.

Éducation du patient : préparation mentale et physique

L'éducation du patient avant une chirurgie cardiaque est un pilier fondamental du processus pré-opératoire. En effet, une chirurgie, surtout lorsqu'elle concerne un organe aussi vital que le cœur, peut s'avérer être une expérience bouleversante pour de nombreux patients. Les enjeux émotionnels, psychologiques et physiques qui s'y rattachent exigent une préparation minutieuse.

D'une part, la préparation mentale est primordiale. Elle permet au patient de comprendre la nature de l'intervention, ses bénéfices, ses risques et ses implications à long terme. C'est en acquérant ces connaissances que le patient peut progressivement maîtriser sa peur, son anxiété ou tout autre sentiment d'incertitude. Les équipes médicales, par le biais de sessions d'information, de brochures éducatives ou de témoignages d'autres patients ayant vécu une expérience similaire, peuvent grandement aider à démythifier la chirurgie. Il est également crucial d'encourager les patients à poser des questions, à exprimer leurs préoccupations et à discuter de leurs sentiments avec leurs proches ou avec des professionnels de santé.

D'autre part, la préparation physique est tout aussi essentielle. Elle englobe plusieurs volets. Tout d'abord, il s'agit d'optimiser la condition physique du patient pour favoriser une récupération post-opératoire rapide. Cela peut passer par des exercices d'endurance, de renforcement musculaire ou de respiration, toujours adaptés à la situation individuelle du patient. Ensuite, il est primordial de sensibiliser le patient à l'importance d'une nutrition équilibrée pour renforcer le système immunitaire et réduire les risques d'infections post-opératoires. De plus, des sessions d'éducation peuvent être organisées pour enseigner au patient les techniques de gestion de la douleur, la manière de bouger après l'opération ou encore la manière d'identifier et de signaler d'éventuelles complications.

L'éducation du patient est un processus continu et bidirectionnel. C'est une collaboration étroite entre le patient, ses proches et l'équipe médicale. En armant le patient de connaissances, en l'équipant des outils nécessaires et en l'encourageant à être un acteur actif de son parcours de soins, on lui offre les meilleures chances de succès, tant sur le plan mental que physique.

Coordination avec l'équipe chirurgicale

La coordination avec l'équipe chirurgicale est l'une des étapes les plus cruciales lors de la prise en charge d'un patient en chirurgie cardiaque. Elle garantit non seulement le succès de l'intervention, mais également la sécurité et le bien-être du patient. Cette coordination est semblable à un ballet médical, où chaque professionnel joue un rôle clé, orchestré avec précision, pour assurer une harmonie totale lors de l'intervention et pendant la période post-opératoire.

D'abord, il y a le chirurgien cardiaque, maître d'œuvre de l'opération, qui établit le plan chirurgical en fonction du diagnostic du patient. Sa coordination avec l'équipe est essentielle pour s'assurer que chaque étape de la chirurgie se déroule comme prévu. Il doit également travailler en étroite collaboration avec l'anesthésiste, qui joue un rôle crucial pour s'assurer que le patient reste stable pendant l'opération. L'anesthésiste doit être informé de chaque étape de l'intervention pour adapter sa stratégie anesthésique en conséquence.

Ensuite, il y a les infirmiers de bloc opératoire. Ceux-ci préparent le champ opératoire, assistent le chirurgien en lui fournissant les instruments nécessaires et veillent à ce que l'environnement reste stérile. Leur rôle est essentiel pour la fluidité de l'opération et pour minimiser les risques d'infection.

En dehors du bloc, l'équipe de coordination joue également un rôle crucial. Elle inclut les infirmiers cliniciens, qui préparent le patient pour la chirurgie, l'éduquent sur la procédure et s'occupent de lui après l'opération, ainsi que les assistants médicaux, qui gèrent les rendez-vous, les tests et la logistique associée au séjour du patient à l'hôpital.

Il est également essentiel d'avoir une coordination avec les spécialistes comme les cardiologues, les radiologues et d'autres professionnels de la santé qui peuvent fournir des informations précieuses sur l'état du patient et sur les meilleurs protocoles de traitement à suivre.

Enfin, la communication avec le patient et sa famille est un aspect tout aussi vital de cette coordination. L'équipe chirurgicale doit s'assurer que le patient comprend la nature de l'intervention, les risques associés, ainsi que les étapes de récupération post-opératoire.

Dans l'ensemble, la coordination avec l'équipe chirurgicale est un processus complexe qui requiert une communication ouverte, un respect mutuel entre les professionnels et une focalisation constante sur le bien-être du patient. Chaque membre de l'équipe apporte sa propre expertise à la table, et c'est en travaillant ensemble, de manière synchronisée, qu'ils peuvent garantir le meilleur résultat pour le patient.

Chapitre 4 :
EN SALLE D'OPÉRATION –
AUX CÔTÉS DU CHIRURGIEN

Préparation stérile
et mise en place des instruments

La préparation stérile et la mise en place des instruments sont des étapes critiques dans le déroulement d'une chirurgie cardiaque. Elles sont garantes de la sécurité du patient, en prévenant le risque d'infection, et facilitent la fluidité de l'intervention pour l'équipe chirurgicale. Ces étapes, bien qu'elles puissent sembler routinières pour les professionnels aguerris, demandent une concentration extrême et une méthodologie rigoureuse.

La préparation stérile commence bien avant que le patient n'entre en salle d'opération. Elle nécessite une désinfection minutieuse de la salle, de l'équipement et, bien sûr, du patient lui-même. Chaque surface, chaque outil, chaque paire de mains qui entrera en contact avec le champ opératoire doit être stérilisé. Cela implique le nettoyage rigoureux de la salle, le lavage antiseptique des mains et des avant-bras du personnel, la mise en place de tenues chirurgicales stériles et l'utilisation de champ opératoire pour isoler la zone d'intervention.

La mise en place des instruments est également un art en soi. Chaque instrument a une fonction spécifique, et sa disponibilité immédiate peut faire la différence entre une opération qui se déroule sans accroc et une situation plus compliquée. Les instruments sont généralement disposés sur des plateaux stériles, selon un agencement qui respecte leur ordre d'utilisation ou leur fonction. L'infirmier de bloc opératoire, ou l'assistant chirurgical, connaît ces instruments sur le bout des doigts, et sait exactement où se trouve chaque outil, afin de pouvoir le fournir au chirurgien en une fraction de seconde lorsque celui-ci le demande.

Le processus de préparation stérile et de mise en place des instruments est encadré par des protocoles stricts, qui définissent chaque étape. Ces protocoles sont le fruit de décennies d'expérience en chirurgie et ont été élaborés pour maximiser la sécurité du patient tout en offrant à l'équipe chirurgicale un environnement de travail optimal.

Tout au long de l'intervention, la stérilité doit être maintenue. Cela signifie que chaque mouvement, chaque geste, doit être effectué avec la plus grande précaution. Si un instrument tombe ou si le champ stérile est compromis de quelque manière que ce soit, des mesures doivent être prises immédiatement pour corriger la situation et protéger le patient.

La préparation stérile et la mise en place des instruments sont des étapes silencieuses, mais absolument cruciales de la chirurgie. Elles témoignent du dévouement de l'équipe chirurgicale à assurer la sécurité et le bien-être du patient, tout en travaillant avec une efficacité et une précision extrêmes.

Surveillance continue du patient

La surveillance continue du patient pendant et après une chirurgie cardiaque est un élément capital du soin médical. Elle vise non seulement à garantir la sécurité du patient, mais aussi à détecter rapidement toute complication ou tout changement dans son état qui pourrait nécessiter une intervention. Dans l'environnement dynamique et souvent imprévisible de la chirurgie cardiaque, une surveillance rigoureuse est la clé pour s'assurer que le patient reçoit les meilleurs soins possibles à chaque étape de son rétablissement.

Pendant la chirurgie, l'anesthésiste joue un rôle central en surveillant constamment les signes vitaux du patient. Cela comprend la fréquence cardiaque, la pression artérielle, la saturation en oxygène, ainsi que d'autres paramètres spécifiques tels que le niveau d'anesthésie. Toute fluctuation de ces paramètres peut indiquer un problème qui nécessite une intervention immédiate. L'anesthésiste utilise une gamme d'équipements, dont des moniteurs cardiaques et des oxymètres de pouls, pour suivre en temps réel l'état du patient.

Après la chirurgie, lorsque le patient est transféré en soins intensifs ou en unité de chirurgie cardiaque, la surveillance continue demeure primordiale. Des moniteurs cardiaques tracent en permanence l'activité électrique du cœur, tandis que d'autres appareils mesurent la pression artérielle, la fréquence respiratoire et la température corporelle. Les infirmiers, en première ligne de cette surveillance, observent et interprètent ces données, tout en évaluant régulièrement le patient pour détecter d'éventuels signes de détresse ou de complications.

Mais la surveillance ne s'arrête pas aux machines et aux écrans. Elle comprend également des évaluations cliniques répétées pour s'assurer que le patient se réveille correctement de l'anesthésie, que ses fonctions neurologiques sont intactes, que ses plaies chirurgicales guérissent comme prévu et qu'il ne présente aucun signe d'infection. La douleur, l'inconfort, la confusion ou d'autres symptômes rapportés par le patient lui-même sont également des indicateurs précieux qui peuvent orienter l'équipe médicale sur d'éventuels problèmes.

La communication entre l'équipe médicale est vitale dans ce processus de surveillance. Les infirmiers, médecins, kinésithérapeutes, et d'autres spécialistes échangent constamment des informations sur l'état du patient, s'assurant que chaque professionnel est informé des dernières évolutions.

La surveillance continue du patient en chirurgie cardiaque est un ballet complexe, où technologie de pointe et compétences cliniques se combinent pour offrir un filet de sécurité inestimable. C'est grâce à cette attention constante et à cette vigilance sans faille que les complications peuvent être détectées tôt et gérées de manière proactive, maximisant ainsi les chances de rétablissement et de succès pour chaque patient.

Assistance chirurgicale : les moments clés

L'assistance chirurgicale en chirurgie cardiaque est une danse précise et synchronisée, où chaque action, chaque décision, chaque geste compte. Cette coordination entre le chirurgien principal et son assistant est cruciale pour le succès de l'opération et le bien-être du patient. Voici un aperçu des moments clés de l'assistance chirurgicale en chirurgie cardiaque.

1. Préparation avant l'intervention :
Avant même que le patient ne soit introduit en salle d'opération, l'assistant chirurgical collabore étroitement avec le chirurgien pour préparer l'intervention. Cela implique la revue du dossier médical du patient, la discussion des techniques à utiliser, et la préparation des instruments et équipements nécessaires.

2. Positionnement du patient :

Une fois le patient endormi, l'assistant aide à le positionner correctement sur la table d'opération. Cette étape est cruciale pour garantir un accès optimal à la zone opératoire tout en protégeant le patient contre d'éventuelles blessures ou complications.

3. Ouverture chirurgicale :

Lors de l'incision initiale et de l'accès au cœur, l'assistant joue un rôle crucial en retenant les tissus, en utilisant des écarteurs pour donner au chirurgien un champ de vision clair, et en anticipant les besoins du chirurgien pour faciliter l'accès.

4. Moments critiques de l'intervention :

Lors de phases délicates, comme la mise en place d'un pontage ou la réparation d'une valve, l'assistant est là pour fournir les instruments nécessaires, aspirer les fluides ou encore suturer. Chaque geste est coordonné, chaque action est anticipée.

5. Fermeture :

Après que l'intervention cardiaque principale soit terminée, l'assistant aide à la fermeture de la zone opératoire. Cela implique souvent la pose de sutures, la vérification de l'hémostase (pour s'assurer qu'il n'y a pas de saignements) et la pose des pansements.

6. Compte final des instruments :

Pour garantir la sécurité du patient, l'assistant chirurgical s'assure, avec l'infirmier de salle, que tous les instruments utilisés pendant l'opération sont comptabilisés et qu'aucun objet n'a été laissé à l'intérieur du patient.

7. Transfert et communication :

Après l'intervention, l'assistant chirurgical joue un rôle clé dans le transfert du patient en salle de réveil ou en unité de soins intensifs. Il est également essentiel pour communiquer les détails de l'opération à l'équipe de soins post-opératoires.

Ces moments clés mettent en évidence le rôle indispensable de l'assistant chirurgical en chirurgie cardiaque. Sa capacité à anticiper les besoins du chirurgien, à réagir rapidement en cas d'imprévu et à travailler en harmonie avec toute l'équipe opératoire est essentielle pour garantir les meilleurs résultats pour le patient.

Chapitre 5 :
APRÈS L'OPÉRATION –
SOINS POST-OPÉRATOIRES

Surveillance post-opératoire immédiate : signes vitaux et complications potentielles

La surveillance post-opératoire immédiate après une chirurgie cardiaque est une phase critique où l'attention portée au patient doit être maximale. Les premières heures qui suivent une telle intervention sont essentielles pour détecter et traiter rapidement toute complication éventuelle. Les signes vitaux et les paramètres physiologiques du patient sont scrutés minutieusement, reflétant le fonctionnement de l'organisme et du cœur nouvellement opéré.

1. Signes vitaux :

Fréquence cardiaque : Une surveillance constante est mise en place pour détecter toute arythmie ou irrégularité du rythme cardiaque.

Pression artérielle : Elle doit être stable. Une hypertension ou hypotension pourrait indiquer respectivement un saignement ou une faiblesse du muscle cardiaque.

Saturation en oxygène : Une baisse pourrait signifier un problème de fonctionnement pulmonaire ou cardiaque.

Fréquence respiratoire : Elle est surveillée, surtout si le patient est encore intubé ou s'il présente des signes de détresse respiratoire.

Température corporelle : La fièvre pourrait indiquer une infection, tandis qu'une hypothermie pourrait être le résultat de la circulation extracorporelle utilisée pendant la chirurgie.

2. Complications potentielles à surveiller :

Tamponnade cardiaque : Une accumulation de liquide dans le péricarde qui peut comprimer le cœur.

Hémorragie : La perte de sang est fréquente après une chirurgie cardiaque. Une surveillance des drains et des dispositifs de drainage est essentielle.

Thromboembolie : Des caillots peuvent se former et provoquer un accident vasculaire cérébral ou un embolisme pulmonaire.

Insuffisance rénale : Les reins peuvent être affectés par la chirurgie ou la circulation extracorporelle. Les taux d'urée et de créatinine sont surveillés.

Dysfonctionnement du greffon : Après une transplantation cardiaque, il faut surveiller la fonction du nouveau cœur.

3. Autres paramètres à surveiller :

Douleur : Il est crucial de gérer la douleur du patient pour favoriser son rétablissement.

Fonction pulmonaire : L'auscultation et la mesure de la capacité pulmonaire aident à détecter d'éventuelles complications respiratoires.

Signes neurologiques : La conscience, la capacité de mouvement, la parole, et d'autres signes neurologiques sont évalués pour déceler d'éventuelles atteintes cérébrales.

4. Communication avec le patient :

Il est essentiel de rassurer le patient, de l'informer sur le déroulement de l'opération, et de répondre à ses questions. Cette communication renforce la confiance du patient envers l'équipe médicale et facilite sa coopération durant la phase de surveillance.

La surveillance post-opératoire immédiate est un moment déterminant pour la prise en charge du patient ayant subi une chirurgie cardiaque. La rapidité de détection et la gestion des complications potentielles durant cette période peuvent grandement influencer l'issue et le rétablissement du patient.

Gestion de la douleur
et confort du patient

La gestion de la douleur et le confort du patient après une chirurgie cardiaque sont des éléments centraux pour un rétablissement optimal. Une douleur mal contrôlée peut entraver la guérison, augmenter le risque de complications post-opératoires et affecter négativement la qualité de vie du patient. Voici un aperçu de cette prise en charge, alliant techniques médicales, soins infirmiers et approches complémentaires.

1. Évaluation de la douleur :
Avant tout, il est crucial d'évaluer régulièrement la douleur du patient. Des échelles de douleur, comme l'échelle visuelle analogique (EVA) ou l'échelle numérique, peuvent être utilisées. L'expression, la posture et les comportements du patient sont également des indicateurs clés.
2. Médicaments analgésiques :

Analgésiques non-opioïdes : Comme le paracétamol ou les anti-inflammatoires non stéroïdiens (AINS), utilisés pour une douleur légère à modérée.

Opioïdes : Tels que la morphine ou le fentanyl, prescrits pour une douleur modérée à sévère. Ils nécessitent une surveillance attentive en raison de leurs effets secondaires.

Médicaments adjuvants : Tels que les anticonvulsivants ou les antidépresseurs, qui peuvent être utilisés pour traiter certaines douleurs neuropathiques.

3. Techniques non pharmacologiques :

Thermothérapie : L'application de chaud ou de froid peut soulager la douleur.

Massage : Peut aider à détendre les muscles et améliorer la circulation.

Relaxation et respiration profonde : Aident à réduire la tension et l'anxiété.

Mobilisation précoce : Encourager le patient à bouger et à marcher peut aider à prévenir la raideur et à améliorer la circulation.

4. Confort du patient :

Positionnement : Assurer une position confortable au lit et changer régulièrement la position du patient pour prévenir les escarres.

Hygiène : Des soins réguliers de la peau et des muqueuses, ainsi que des bains de bouche, peuvent améliorer le confort.

Nutrition : Une alimentation adaptée peut aider à la convalescence et renforcer le bien-être.

5. Éducation du patient :

- Il est essentiel d'informer le patient sur l'importance de signaler sa douleur, sur les médicaments prescrits et leurs effets secondaires potentiels. Le patient doit également être informé des techniques non médicamenteuses à sa disposition.

6. Suivi régulier :

- La douleur et le confort du patient doivent être réévalués régulièrement pour s'assurer que les interventions sont efficaces et pour ajuster le plan de soins si nécessaire.

7. Approches complémentaires :

- Des techniques telles que l'acupuncture, la thérapie par le mouvement ou la musique peuvent également être explorées en fonction des besoins et des préférences du patient.

La prise en charge de la douleur et du confort après une chirurgie cardiaque est multidimensionnelle et nécessite une collaboration étroite entre le patient, l'équipe soignante et les proches. Une gestion efficace peut accélérer le rétablissement, améliorer la satisfaction du patient et réduire les risques de complications.

Éducation du patient pour la récupération à domicile

L'éducation du patient pour la récupération à domicile après une chirurgie cardiaque est cruciale pour garantir un rétablissement sûr et efficace. Les premières semaines à la maison nécessitent une attention particulière à la fois pour le patient et pour ses proches aidants. Le retour à la maison est un moment attendu mais aussi parfois source d'inquiétude. Dès lors, la préparation du patient est primordiale.

1. Activités physiques :
   Mobilisation progressive : Le patient doit progressivement augmenter son niveau d'activité, en commençant par de courtes marches quotidiennes.
   Limitations : Éviter de soulever des objets lourds et d'entreprendre des activités exténuantes pendant les premières semaines.
   Rééducation : Si nécessaire, un programme de rééducation cardiaque pourrait être recommandé pour renforcer le cœur et améliorer l'endurance.
2. Soins de la plaie :
   Surveillance : Examiner la plaie quotidiennement pour déceler des signes d'infection comme des rougeurs, du suintement ou un écartement des sutures.
   Nettoyage : Suivre les instructions données pour nettoyer la plaie et changer les pansements.

3. Médicaments :

Respect des prescriptions : Prendre tous les médicaments comme indiqué, sans interruption, sauf avis contraire du médecin.

Effets secondaires : Être conscient des éventuels effets secondaires et savoir quand consulter.

4. Nutrition :

Alimentation équilibrée : Adopter un régime cardiosanté, riche en fruits, légumes et grains entiers et pauvre en sel et en graisses saturées.

Limitation des liquides : Selon les conseils du médecin, la consommation d'eau pourrait être limitée.

5. Signes d'alerte :

- Informer le patient des symptômes qui nécessitent une consultation médicale urgente, tels que des douleurs thoraciques, des essoufflements anormaux, des palpitations ou des œdèmes.

6. Suivi médical :

Consultations : Respecter tous les rendez-vous post-opératoires avec le chirurgien et le cardiologue.

Bilan : Des examens réguliers, tels que des prises de sang ou des électrocardiogrammes, pourront être programmés.

7. Bien-être émotionnel :

Soutien : Encourager le patient à exprimer ses sentiments et ses inquiétudes. La chirurgie cardiaque peut avoir un impact émotionnel.

Groupes de soutien : Certains patients bénéficient du partage d'expériences avec d'autres ayant subi une intervention similaire.

8. Conseils divers :

Tabagisme : Il est impératif d'arrêter de fumer pour protéger le cœur.

Sommeil : Veiller à un repos suffisant, en évitant les siestes prolongées qui peuvent perturber le sommeil nocturne.

9. Implications pour les aidants :
Les proches doivent être formés aux soins nécessaires et à la surveillance des symptômes. Ils jouent un rôle clé dans le soutien émotionnel et pratique.

La récupération à domicile après une chirurgie cardiaque est une étape importante qui demande préparation, éducation et soutien. Avec les bons outils et les bonnes informations, le patient peut s'attendre à un retour à la maison sûr et à une reprise progressive de ses activités.

Chapitre 6 :
LES DÉFIS PSYCHOLOGIQUES
ET ÉMOTIONNELS

Comprendre le stress
et l'anxiété du patient

Le parcours médical, et plus particulièrement lorsqu'il concerne des interventions aussi significatives que la chirurgie cardiaque, est ponctué de moments d'incertitude et d'inquiétude pour le patient. Le stress et l'anxiété, bien qu'universels dans une certaine mesure, peuvent varier en intensité et en nature d'un individu à l'autre. Pour offrir des soins holistiques, il est primordial de comprendre ces sentiments.

1. Origines du stress et de l'anxiété :
- **Peur de l'inconnu :** Ne pas savoir à quoi s'attendre avant, pendant et après la chirurgie peut être source d'angoisse.
- **Crainte des douleurs :** La douleur post-opératoire ou même celle liée aux examens préliminaires est une préoccupation courante.
- **Inquiétudes sur les résultats :** La peur que la chirurgie n'ait pas les effets escomptés ou conduise à des complications.
- **Implications financières :** Le coût des traitements, des médicaments, et des soins post-opératoires peuvent être stressants.

2. Manifestations physiologiques :
Le stress et l'anxiété peuvent se manifester par des symptômes comme :
- Des palpitations cardiaques.
- Une augmentation de la tension artérielle.
- Des troubles du sommeil.

Des maux d'estomac ou des troubles digestifs.

3. Conséquences sur le rétablissement :

Un niveau élevé d'anxiété peut :

Prolonger le temps de guérison.

Affecter la capacité du patient à suivre les recommandations médicales.

Exacerber la douleur ressentie.

4. Stratégies d'écoute et de communication :

Questionner : Demander régulièrement au patient comment il se sent permet de cerner ses inquiétudes.

Rassurer : Fournir des informations claires et précises peut aider à démystifier la chirurgie et à réduire l'anxiété.

Impliquer : Impliquer le patient dans les décisions liées à ses soins le rend acteur de son parcours de soins.

5. Techniques de gestion du stress :

Techniques de relaxation : La respiration profonde, la méditation ou la visualisation peuvent aider à gérer l'anxiété.

Thérapie cognitivo-comportementale : Cette approche peut aider à identifier et à modifier les pensées négatives.

Soutien psychologique : Une consultation avec un psychologue ou un psychiatre peut être bénéfique.

Groupes de soutien : Partager son expérience avec d'autres patients peut offrir un sentiment de solidarité.

6. Implications pour les proches :

Il est important de reconnaître que l'anxiété du patient peut également affecter ses proches. Les soutenir et les éduquer sur ce que ressent le patient est crucial pour une approche de soins intégrée.

Reconnaître et aborder le stress et l'anxiété des patients est un aspect essentiel des soins pré et post-opératoires. Une prise en charge empathique et holistique non seulement humanise le parcours médical mais peut aussi améliorer les résultats cliniques et la satisfaction du patient.

Fournir un soutien émotionnel

Fournir un soutien émotionnel à un patient, particulièrement dans un contexte médical, est tout aussi vital que les soins physiologiques. Le chemin vers la guérison n'est pas simplement pavé de médicaments et de chirurgies, mais est également profondément enraciné dans la dimension psychologique du bien-être. Le poids des émotions, qu'il s'agisse d'anxiété face à un diagnostic, de la peur d'une procédure ou de la détresse causée par la douleur, peut souvent éclipser les affections physiques elles-mêmes.

Le rôle du personnel médical, et plus largement de l'entourage du patient, est essentiel dans cette démarche de soutien. Offrir une oreille attentive, être présent et rassurant, peut faire toute la différence. Dans ce ballet délicat des émotions, le simple fait de tenir la main d'un patient ou de lui offrir des mots d'encouragement peut alléger le fardeau de ses inquiétudes. Mais ce soutien ne se limite pas seulement à des gestes ou des paroles ; il s'agit aussi de créer un environnement propice à la sérénité et à la confiance.

La mise en place de consultations psychologiques, les sessions de relaxation et de méditation, ainsi que la formation du personnel à la communication empathique sont autant d'outils précieux. Les groupes de soutien, où les patients partagent leurs expériences, peuvent également offrir un espace sécurisant où les émotions sont non seulement reconnues, mais aussi valorisées.

Mais le soutien émotionnel ne s'arrête pas aux murs de l'hôpital ou de la clinique. La famille et les amis ont un rôle majeur à jouer. Leur présence, leur compréhension et leur patience peuvent aider le patient à se sentir enraciné, soutenu et aimé, créant ainsi un filet de sécurité autour de lui.

La dimension émotionnelle des soins médicaux n'est pas simplement un complément ; elle est intrinsèquement liée à la manière dont les patients guérissent, perçoivent leur maladie et retrouvent leur chemin vers une vie pleine et enrichissante. Reconnaître, valoriser et répondre aux besoins émotionnels est donc une étape fondamentale pour toute prise en charge médicale complète.

Prendre soin de sa propre santé mentale

Prendre soin de sa propre santé mentale n'est pas un simple luxe, c'est une nécessité vitale. Dans un monde où le rythme effréné, les défis quotidiens et les exigences sociétales semblent sans fin, accorder une attention particulière à notre bien-être psychologique est essentiel pour une vie équilibrée et épanouie.

La reconnaissance de nos propres émotions est le premier pas vers la prise en charge de notre santé mentale. Chacun de nous, à un moment ou à un autre, peut ressentir du stress, de l'anxiété, de la tristesse ou d'autres émotions. Ces sentiments ne sont pas un signe de faiblesse ; ils sont le reflet de nos expériences, de nos défis et de notre humanité. Les accepter, sans jugement, permet de mieux comprendre ce que nous traversons et de chercher des solutions adaptées.
Les habitudes de vie jouent également un rôle crucial. Une alimentation équilibrée, un exercice physique régulier et un sommeil de qualité sont autant de facteurs qui

influencent positivement notre état d'esprit. Le lien entre le corps et l'esprit est inextricable, et prendre soin de l'un bénéficie invariablement à l'autre.

Les moments de détente et de ressourcement sont indispensables. Que ce soit à travers la méditation, la lecture, les arts ou simplement une promenade dans la nature, il est essentiel de s'accorder des instants pour se déconnecter, se recentrer et recharger nos batteries émotionnelles.

Le dialogue et le partage peuvent offrir une bouée de sauvetage dans les moments difficiles. Discuter de nos préoccupations avec des amis, des membres de la famille ou des professionnels peut aider à mettre les choses en perspective, à trouver du soutien et à dénouer certaines émotions.

L'éducation et la sensibilisation sont également des clés. Comprendre les signes précurseurs de troubles mentaux, connaître les ressources disponibles et se tenir informé des dernières avancées en matière de santé mentale peut aider à prévenir et à gérer efficacement les défis psychologiques. N'oublions pas que **demander de l'aide** n'est pas un signe de faiblesse, mais de force. Dans certains cas, consulter un professionnel de santé mentale, qu'il s'agisse d'un thérapeute, d'un conseiller ou d'un psychiatre, peut être le meilleur moyen d'aborder et de surmonter les obstacles.

Prendre soin de sa propre santé mentale est un voyage continu, fait de compréhension, d'acceptation et de proactivité. C'est un engagement envers nous-mêmes, qui nous permet non seulement de naviguer à travers les tempêtes de la vie, mais aussi de savourer pleinement ses moments de sérénité.

Chapitre 7 :
TRAVAILLER EN ÉQUIPE EN CHIRURGIE CARDIAQUE

Communiquer efficacement avec les chirurgiens, anesthésistes et autres membres de l'équipe

La communication est l'artère vitale qui irrigue l'ensemble du processus médical, et elle prend une dimension particulièrement cruciale au sein d'une équipe chirurgicale. La complexité et la précision requises en chirurgie cardiaque font de cette communication un élément non négociable pour la sécurité et le bien-être des patients.

Naviguer dans le paysage dynamique et exigeant de la salle d'opération nécessite une maîtrise remarquable du langage, des gestes et de l'écoute. Comprendre les nuances de chaque spécialiste, qu'il s'agisse du chirurgien ou de l'anesthésiste, est essentiel pour anticiper leurs besoins et agir en conséquence. L'échange d'informations doit être clair, concis et, surtout, opportun. Il n'est pas simplement question de relayer des messages, mais de comprendre la subtilité derrière chaque demande ou indication.

La confiance mutuelle entre chaque membre de l'équipe est le ciment de cette communication. Chaque professionnel, conscient de son rôle et de sa responsabilité, doit également reconnaître et valoriser l'expertise des autres. C'est dans cette confiance que réside la capacité de poser des questions, de solliciter des clarifications ou même d'émettre des suggestions.

La synergie avec les anesthésistes, par exemple, est vitale. Leurs interventions, qui vont bien au-delà de la simple sédation, nécessitent une étroite collaboration pour garantir le confort et la sécurité du patient. Un dialogue constant et fluide permet de s'assurer que les paramètres vitaux sont maintenus, que la douleur est gérée et que d'éventuelles complications sont immédiatement identifiées et traitées.

En outre, la communication ne se limite pas aux moments critiques de l'opération. Les réunions préopératoires, où les détails et les stratégies de l'intervention sont discutés, sont tout aussi cruciales. Ces moments permettent d'établir un plan d'action, d'identifier les potentiels obstacles et d'aligner l'équipe sur les objectifs communs.

Au-delà des mots, il s'agit également d'être attentif aux non-dits, à la gestuelle, au ton de la voix et à l'atmosphère générale de la salle d'opération. Dans cet environnement où chaque seconde compte, une simple expression faciale ou un geste peut transmettre un message vital.

Communiquer efficacement avec les chirurgiens, anesthésistes et autres membres de l'équipe est une danse délicate, faite de respect, d'écoute et de compréhension. C'est cette harmonie, cette symphonie d'interactions, qui garantit que chaque patient reçoit des soins de la plus haute qualité.

Le rôle de l'infirmier
dans les réunions multidisciplinaires

Le rôle de l'infirmier dans les réunions multidisciplinaires est bien plus que celui d'un simple participant. Il est le pont entre le patient et l'équipe médicale, apportant une perspective unique qui englobe à la fois les besoins cliniques et émotionnels du patient. Dans ces réunions, où divers spécialistes se rassemblent pour discuter des soins, l'infirmier joue plusieurs rôles essentiels.

D'abord, l'infirmier est souvent le premier témoin des réactions du patient à son traitement, qu'elles soient physiologiques, émotionnelles ou psychosociales. Il peut fournir des informations précieuses sur l'efficacité d'un traitement, sur les effets secondaires éventuels, ou encore sur les préoccupations et les sentiments du patient. Cette perspective est fondamentale car elle garantit que les décisions prises sont centrées sur le patient et tiennent compte de l'ensemble de son vécu.

De plus, grâce à leur formation et à leur expérience sur le terrain, les infirmiers peuvent contribuer activement à la discussion clinique. Ils peuvent poser des questions, proposer des solutions et même, dans certains cas, suggérer des alternatives basées sur leur propre expertise ou sur les retours des patients. Cette contribution est d'autant plus précieuse que l'infirmier a une connaissance approfondie de la réalité quotidienne du patient.

Les infirmiers jouent également un rôle de coordination. En étant au carrefour de nombreuses interactions - avec le patient, la famille, les médecins, les thérapeutes et d'autres membres de l'équipe de soins - ils sont souvent les mieux placés pour assurer une communication fluide entre toutes les parties prenantes. Ils peuvent clarifier des instructions, rappeler des informations cruciales, ou simplement veiller à ce que tout le monde soit sur la même longueur d'onde.

En outre, les infirmiers apportent également leur expertise en matière d'éducation et de sensibilisation. Que ce soit pour expliquer une pathologie, discuter des implications d'un traitement ou guider un patient dans sa préparation pré-opératoire, leur capacité à traduire des concepts médicaux complexes en termes compréhensibles est essentielle. Dans une réunion multidisciplinaire, cette compétence peut aider à formuler des plans de soins qui non seulement répondent aux besoins cliniques, mais qui sont également pragmatiques et réalisables.

Le rôle de l'infirmier dans ces réunions dépasse la simple participation. Il est une voix vitale, un défenseur du patient, un collaborateur clé et un lien essentiel dans la chaîne des soins. Dans le vaste orchestre des soins de santé, l'infirmier est un musicien inestimable, dont la mélodie influence et enrichit la symphonie globale.

Gérer les situations d'urgence en équipe

Gérer les situations d'urgence en équipe est un ballet soigneusement chorégraphié, où chaque membre joue un rôle crucial dans une symphonie d'actions interdépendantes. Dans ces moments d'intensité, où chaque seconde compte, une coordination fluide, une communication claire et une confiance mutuelle sont vitales.

Lorsqu'une situation d'urgence survient, il est impératif que l'équipe médicale puisse instantanément adopter une dynamique d'urgence. Cela signifie se rassembler rapidement, évaluer la situation avec précision et prendre des décisions éclairées dans l'intérêt du patient.

La première étape est l'évaluation. Qu'il s'agisse d'une détresse respiratoire, d'un arrêt cardiaque ou d'une hémorragie soudaine, il est essentiel d'établir rapidement la gravité de la situation. C'est souvent l'infirmier ou l'infirmière, de par sa proximité immédiate avec le patient, qui donne l'alerte et commence les premières interventions, tout en appelant à l'aide.

La communication, dans ces moments, doit être concise et précise. Chaque membre de l'équipe, qu'il soit médecin, infirmier, anesthésiste ou autre professionnel de santé, doit être capable de relayer des informations essentielles en un minimum de mots, tout en comprenant et en anticipant les besoins des autres. Un regard, un geste ou un simple mot peuvent suffire à transmettre un message vital.

La confiance mutuelle est l'ingrédient secret qui permet à cette machinerie complexe de fonctionner. Chaque professionnel sait que ses collègues ont été formés pour ces situations, et qu'ils agiront avec compétence et diligence. Il ne s'agit pas seulement de confiance dans les compétences techniques, mais aussi de confiance dans la capacité de chaque membre à rester calme, à prioriser et à collaborer sous pression.

La coordination, quant à elle, est essentielle. Dans une situation d'urgence, il n'y a pas de place pour la duplication des efforts ou les hésitations. Chaque action doit être orchestrée pour éviter les chevauchements et garantir une prise en charge optimale. Cela peut nécessiter une hiérarchie temporaire, où une personne (souvent le médecin le plus senior ou le chef d'équipe) prend les rênes et dirige les opérations.

Mais au-delà de l'action immédiate, gérer les situations d'urgence en équipe c'est aussi savoir se soutenir mutuellement. Les urgences sont éprouvantes, tant physiquement qu'émotionnellement. Un mot d'encouragement, un geste de soutien ou même un simple regard peuvent faire une énorme différence.

Face à l'urgence, l'équipe médicale devient une entité unie, où chaque membre agit avec une détermination et une précision sans faille. C'est un témoignage de la résilience, de la formation et de la dévotion des professionnels de santé, qui, ensemble, s'efforcent de sauver des vies.

Chapitre 8 :
TECHNIQUES
ET PROCÉDURES SPÉCIFIQUES
EN CHIRURGIE CARDIAQUE

Chirurgie à cœur ouvert
et chirurgie mini-invasive

La chirurgie cardiaque, avec ses progrès technologiques et médicaux remarquables, est un domaine en constante évolution. Le spectre s'étend de la chirurgie à cœur ouvert, une procédure complexe et invasive, à la chirurgie mini-invasive, qui promet moins de traumatismes et une récupération plus rapide. Comprendre ces deux pôles de la chirurgie cardiaque est essentiel pour les infirmiers et tous les professionnels de la santé impliqués dans les soins des patients cardiaques.

Chirurgie à Cœur Ouvert
a) Définition et Processus:
La chirurgie à cœur ouvert est une intervention majeure où le thorax du patient est ouvert pour permettre l'accès direct au cœur. Elle est généralement pratiquée sous circulation extracorporelle, où une machine prend en charge la circulation du sang pendant que le cœur est arrêté pour permettre l'intervention chirurgicale.

b) Procédures courantes:
Les procédures typiques comprennent les pontages coronariens, les remplacements valvulaires et les réparations de défauts cardiaques congénitaux.

c) Rôle de l'Infirmier:
Les infirmiers jouent un rôle essentiel dans la préparation du patient, la surveillance peropératoire, et les soins

postopératoires intensifs. Ils doivent être hautement qualifiés pour gérer les complications potentielles et pour assurer une récupération stable et continue.

Chirurgie Mini-Invasive
a) Définition et Processus:
La chirurgie mini-invasive, également connue sous le nom de chirurgie endoscopique cardiaque, est une technique plus récente qui cherche à minimiser les traumatismes en utilisant des incisions beaucoup plus petites et en évitant souvent l'ouverture complète du thorax.

b) Procédures courantes:
Elle est fréquemment utilisée pour les procédures valvulaires et certaines interventions sur les artères coronaires.

c) Rôle de l'Infirmier:
Dans ce contexte, les infirmiers doivent être familiers avec la technologie et les équipements spécialisés, et capables d'offrir des soins postopératoires adaptés pour favoriser une récupération rapide et minimiser les complications.

Comparaison et Considérations pour l'Avenir
a) Avantages et Inconvénients:
Chaque type de chirurgie offre des avantages et des inconvénients spécifiques. La chirurgie à cœur ouvert, bien que plus invasive, permet un accès direct et complet, tandis que la chirurgie mini-invasive réduit significativement le traumatisme et la durée de l'hospitalisation.

b) Choix de la Procédure:
Le choix entre ces méthodes dépend de nombreux facteurs, notamment la nature spécifique de la pathologie cardiaque, l'état général du patient, et les capacités techniques de l'équipe chirurgicale.

c) Évolution Futuriste:

L'avenir de la chirurgie cardiaque réside probablement dans le développement continu de techniques mini-invasives et robotisées, tout en conservant la chirurgie à cœur ouvert pour les cas les plus complexes.
Dans ce contexte dynamique et en constante évolution, les infirmiers, ainsi que toute l'équipe médicale, doivent continuellement mettre à jour leurs connaissances et compétences, s'adaptant et évoluant avec la science et la technologie de la chirurgie cardiaque pour offrir les meilleurs soins possibles à leurs patients.

Cathétérisme cardiaque et interventions percutanées

Le cathétérisme cardiaque et les interventions percutanées forment un univers à part dans le traitement des affections cardiaques. Ces procédures, moins invasives que la chirurgie ouverte, sont souvent préférées pour leur nature moins traumatisante, leur convalescence plus rapide, et leur moindre risque de complications.

Cathétérisme cardiaque
a) Définition et Processus:
Le cathétérisme cardiaque est une procédure diagnostique qui permet d'examiner de près le fonctionnement du cœur. Un cathéter est inséré dans une artère (généralement au niveau de l'aine ou du bras) et guidé jusqu'au cœur. Une fois en place, le cathéter peut être utilisé pour mesurer la pression dans les différentes chambres du cœur ou pour injecter un produit de contraste, permettant une imagerie détaillée des artères coronaires.

b) Applications:
Cette technique est souvent utilisée pour détecter des blocages ou des rétrécissements des artères coronaires, pour évaluer les valves cardiaques, ou pour diagnostiquer d'autres affections cardiaques.

c) Rôle des soignants:
Préparer le patient en le rassurant sur la nature de la procédure, surveiller la progression du cathéter, anticiper les besoins du cardiologue, et ensuite surveiller le site d'insertion pour tout signe de complication sont des éléments cruciaux du rôle des infirmiers.

Interventions percutanées
a) Définition et Processus:
Les interventions percutanées, telles que l'angioplastie, impliquent l'utilisation de cathéters et d'autres instruments pour traiter directement les problèmes cardiaques sans avoir recours à une chirurgie ouverte. Dans le cas de l'angioplastie, un ballon est gonflé pour ouvrir une artère obstruée, et souvent, un stent (petit tube métallique) est déployé pour maintenir l'artère ouverte.

b) Applications:
Ces procédures sont couramment utilisées pour traiter l'ischémie cardiaque, certains anévrismes et d'autres affections vasculaires. Elles peuvent également être utilisées pour traiter des valvulopathies sans avoir recours à une chirurgie ouverte.

c) Rôle des soignants:
L'infirmier doit assurer une préparation adéquate du patient, une surveillance constante pendant la procédure, et des soins post-procéduraux spécifiques. La gestion de la douleur, la surveillance des signes vitaux, et l'observation du site d'insertion pour détecter d'éventuelles hémorragies sont essentielles.

Considérations Globales

Les avantages des procédures percutanées incluent des incisions plus petites, une hospitalisation plus courte, et une récupération généralement plus rapide. Cependant, elles ne sont pas exemptes de risques, et une évaluation appropriée est essentielle pour déterminer la meilleure approche pour chaque patient.

Au fur et à mesure que la technologie progresse, ces techniques moins invasives continuent de se développer et de s'améliorer, offrant de nouvelles possibilités de traitement pour les patients cardiaques. Pour les infirmiers et les autres professionnels de santé, rester à jour avec ces avancées et s'adapter aux nouvelles techniques est essentiel pour assurer des soins optimaux et sécurisés à leurs patients.

TRANSPLANTATION CARDIAQUE : PROCESSUS ET SOINS POST-OPÉRATOIRES

La transplantation cardiaque, une réalisation médicale impressionnante, représente souvent la dernière option thérapeutique pour les patients atteints d'insuffisance cardiaque terminale. Le processus est complexe et implique des soins multidisciplinaires, avant, pendant, et après l'opération. Pour les infirmiers, la compréhension profonde du processus de transplantation et des exigences post-opératoires est cruciale pour assurer le bien-être et la survie du patient.

Processus de Transplantation Cardiaque
a) Évaluation et Sélection:
Avant qu'un patient ne soit considéré pour une transplantation, une évaluation exhaustive est réalisée pour s'assurer qu'il est à la fois médicalement et

psychologiquement apte. Cette évaluation prend en compte la gravité de l'insuffisance cardiaque, le pronostic sans transplantation, et la capacité du patient à adhérer au régime post-opératoire strict.

b) Attente pour le Don:
Une fois qu'un patient est approuvé pour la transplantation, il est placé sur une liste d'attente pour un donneur compatible. Pendant cette période, le patient peut nécessiter une hospitalisation pour un soutien cardiaque ou d'autres interventions pour stabiliser sa condition.

c) L'Opération:
Lorsqu'un cœur compatible est trouvé, le patient est rapidement préparé pour la chirurgie. La transplantation elle-même est une chirurgie majeure où le cœur malade est retiré et remplacé par le cœur du donneur.

Soins Post-Opératoires
a) Surveillance Intensive:
Après la transplantation, le patient est généralement placé en unité de soins intensifs où il est étroitement surveillé pour détecter d'éventuelles complications, telles que le rejet du nouvel organe, les infections, ou les problèmes circulatoires.

b) Gestion du Rejet:
L'une des principales préoccupations après une transplantation est le risque de rejet du nouvel organe par le système immunitaire du receveur. Pour prévenir cela, les patients reçoivent des médicaments immunosuppresseurs. Les infirmiers jouent un rôle clé dans l'éducation des patients sur l'importance de ces médicaments et leurs éventuels effets secondaires.

c) Réhabilitation:
Le processus de récupération implique souvent une réhabilitation pour aider le patient à retrouver la force et

l'endurance. Les infirmiers aident à la coordination et à la surveillance de cette réhabilitation, s'assurant que le patient progresse sans surcharger le nouveau cœur.

d) Suivi à Long Terme:
La surveillance post-transplantation est un engagement à vie. Les patients doivent régulièrement consulter leurs médecins et effectuer des tests pour surveiller la fonction du nouveau cœur. Les infirmiers, souvent les premiers points de contact pour les patients entre ces visites, doivent être vigilants aux signes de complications ou de non-conformité au traitement.

e) Soutien Émotionnel:
La transplantation cardiaque est une expérience émotionnellement chargée. Les infirmiers jouent souvent un rôle de soutien, aidant les patients à gérer l'anxiété, la dépression, et les défis psychologiques associés à une telle procédure.

La transplantation cardiaque, bien qu'elle offre une nouvelle chance de vie, vient avec son lot de défis. Les infirmiers, au cœur des soins aux patients transplantés, doivent être équipés non seulement de connaissances médicales mais aussi de compétences en matière de communication, d'empathie, et de soutien pour aider leurs patients à traverser cette période transformatrice de leur vie.

Chapitre 9 :
LA GESTION
DES COMPLICATIONS SPÉCIFIQUES

Les arythmies post-opératoires

Les arythmies post-opératoires sont des irrégularités du rythme cardiaque qui surviennent après une chirurgie cardiaque. Elles sont fréquentes et peuvent aller de légères et temporaires à graves et potentiellement mortelles. Leur origine est multifactorielle, résultant des traumatismes chirurgicaux, des changements électrolytiques, de l'ischémie, ou de l'inflammation. La compréhension des arythmies est essentielle pour les professionnels de la santé, notamment les infirmiers, pour une prise en charge optimale des patients.

Types d'Arythmies Post-Opératoires
a) Fibrillation Atriale (FA):
C'est l'arythmie post-opératoire la plus courante après une chirurgie cardiaque, en particulier les interventions sur les valves cardiaques. La FA peut augmenter le risque d'accidents vasculaires cérébraux et nécessite souvent un traitement anticoagulant.

b) Flutter Atrial:
Similaire à la FA, le flutter atrial présente une activité électrique rapide dans les oreillettes, mais plus organisée. Il peut se convertir en FA ou vice-versa.

c) Blocs Cardiaques:
Il peut s'agir de blocs auriculo-ventriculaires de différents degrés. Dans certains cas, l'implantation temporaire ou permanente d'un pacemaker peut être nécessaire.

d) Tachycardie Ventriculaire (TV):

Moins fréquente que la FA mais potentiellement plus dangereuse, la TV peut dégénérer en fibrillation ventriculaire, une urgence médicale.

Facteurs de Risque

Les facteurs pouvant contribuer aux arythmies post-opératoires comprennent les déséquilibres électrolytiques (notamment le potassium et le magnésium), l'âge avancé, l'insuffisance cardiaque préexistante, l'hypertension, et la nature et la durée de la chirurgie.

Prise en Charge

a) Surveillance:

Un suivi étroit est crucial. Les patients sont généralement monitorés en continu pour détecter précocement toute irrégularité.

b) Médication:

Des antiarythmiques, tels que l'amiodarone, peuvent être prescrits. Les anticoagulants peuvent également être nécessaires pour prévenir les complications thromboemboliques.

c) Cardioversion:

Si une arythmie ne se résout pas avec des médicaments, une cardioversion électrique (choc) peut être réalisée pour restaurer un rythme normal.

d) Modulation des Facteurs de Risque:

Correction des déséquilibres électrolytiques, contrôle de la douleur pour minimiser le stress, et limitation de la caféine et d'autres stimulants.

Rôle des Infirmiers

Les infirmiers jouent un rôle central dans la détection, la prise en charge et l'éducation des patients concernant les arythmies post-opératoires. Ils doivent être formés à la reconnaissance des arythmies sur les moniteurs, à la gestion des médicaments antiarythmiques, et à la préparation et l'assistance lors des cardioversions. De plus, l'éducation du patient sur la reconnaissance des symptômes d'arythmie et la nécessité d'une intervention rapide est essentielle.

Les arythmies post-opératoires sont une préoccupation majeure après une chirurgie cardiaque. Une prise en charge adéquate et proactive peut minimiser les complications et améliorer les résultats pour les patients.

L'insuffisance cardiaque post-chirurgicale

L'insuffisance cardiaque post-chirurgicale est une complication sérieuse qui peut survenir après une intervention sur le cœur. Elle se caractérise par l'incapacité du cœur à pomper suffisamment de sang pour répondre aux besoins de l'organisme. Cette condition peut résulter d'une variété de facteurs, allant de la lésion cardiaque directe pendant la chirurgie à des complications indirectes. La prise en charge rapide et efficace de cette condition est essentielle pour optimiser les résultats pour les patients.

Causes de l'Insuffisance Cardiaque Post-Chirurgicale
a) Lésion Myocardique Directe:
Une manipulation ou une incision du muscle cardiaque pendant la chirurgie peut altérer temporairement la fonction cardiaque.

b) Ischémie Myocardique:
Un apport insuffisant d'oxygène au muscle cardiaque, souvent dû à une occlusion ou une réduction du flux sanguin dans les artères coronaires, peut provoquer une insuffisance cardiaque.

c) Hypertension Post-Opératoire:
Une pression artérielle élevée après la chirurgie peut augmenter la charge de travail du cœur, provoquant ou aggravant l'insuffisance cardiaque.

d) Complications Valvulaires:
Des problèmes avec les valves cardiaques, qu'ils soient préexistants ou résultant de la chirurgie, peuvent conduire à une insuffisance cardiaque.

e) Arythmies:
Comme mentionné précédemment, des irrégularités du rythme cardiaque peuvent perturber l'efficacité du pompage du cœur.

Symptômes et Signes
a) Dyspnée:
Un essoufflement, en particulier lors de l'exercice ou en position allongée.

b) Œdème:
Un gonflement, généralement des jambes, des chevilles ou des pieds, causé par une accumulation de liquide.

c) Fatigue:
La faiblesse ou l'épuisement peuvent résulter d'un apport insuffisant d'oxygène aux tissus.

d) Distension Jugulaire:
Un gonflement des veines du cou peut être observé.

e) Râles Pulmonaires:
Des crépitations peuvent être entendues lors de l'auscultation des poumons.

Prise en Charge

a) Médication:

Des diurétiques pour réduire l'excès de liquide, des inotropes pour renforcer la force de contraction du cœur, et d'autres médicaments pour améliorer la fonction cardiaque peuvent être prescrits.

b) Oxygénothérapie:

L'administration d'oxygène supplémentaire peut aider à pallier le manque d'oxygène dû à une mauvaise circulation.

c) Surveillance:

Un suivi étroit, comprenant l'échocardiographie, l'électrocardiographie et d'autres tests, est essentiel pour évaluer et ajuster le traitement.

d) Interventions Invasives:

Dans les cas graves, des dispositifs d'assistance ventriculaire ou même une transplantation cardiaque peuvent être nécessaires.

Rôle des Infirmiers

Les infirmiers sont en première ligne pour détecter les signes d'insuffisance cardiaque post-chirurgicale. Ils évaluent régulièrement l'état hémodynamique du patient, administrent les médicaments prescrits, surveillent les effets secondaires et les réponses au traitement, et éduquent les patients et leurs familles sur les soins à domicile et la surveillance. Leur vigilance et leur expertise sont essentielles pour optimiser les soins aux patients présentant cette complication.

L'insuffisance cardiaque post-chirurgicale, bien qu'elle soit une complication redoutée, est gérable avec une prise en charge adéquate. La détection précoce, l'intervention rapide et la collaboration étroite entre les médecins, les infirmiers et les autres professionnels de la santé sont la clé d'un résultat optimal.

Les complications liées aux dispositifs médicaux (pacemakers, dérivations, valves)

Les dispositifs médicaux tels que les pacemakers, les dérivations et les valves cardiaques ont révolutionné le traitement des affections cardiaques. Ces interventions salvatrices ont amélioré et prolongé la vie de millions de patients. Cependant, comme toute intervention médicale, elles ne sont pas exemptes de complications potentielles. La compréhension et la surveillance de ces complications sont essentielles pour garantir la sécurité des patients.

Pacemakers
a) Infection:
Bien que rare, l'infection du site d'implantation est une complication sérieuse qui peut nécessiter l'ablation du dispositif et une thérapie antibiotique prolongée.

b) Déplacement des sondes:
Les fils du pacemaker peuvent parfois se déplacer de leur position initiale, nécessitant une reposition.

c) Piles déchargées:
Les batteries du pacemaker ont une durée de vie limitée et doivent être remplacées périodiquement.

d) Interférences:
D'autres dispositifs électroniques ou médicaux, tels que les défibrillateurs ou certaines machines médicales, peuvent interférer avec le fonctionnement du pacemaker.

Dérivations (Pontages coronariens)
a) Occlusion de la greffe:
Les dérivations peuvent se boucher avec le temps, conduisant à une ischémie ou à une crise cardiaque.

b) Saignement post-opératoire:
Toute chirurgie cardiaque peut entraîner des saignements, qui peuvent nécessiter une intervention.

c) Problèmes pulmonaires:
La pneumonie et l'accumulation de liquide dans les poumons sont des complications possibles.

Valves Cardiaques
a) Thrombose valvulaire:
Des caillots sanguins peuvent se former sur ou autour des valves artificielles, ce qui peut obstruer le flux sanguin ou provoquer une embolie.

b) Endocardite:
Les infections peuvent affecter les valves, en particulier celles qui sont artificielles.

c) Dysfonction valvulaire:
Les valves peuvent se détériorer ou ne pas fonctionner correctement, entraînant une fuite (régurgitation) ou un rétrécissement (sténose).

d) Hémorragie:
Certains patients avec des valves mécaniques nécessitent une anticoagulation à vie, ce qui augmente le risque d'hémorragies.

La technologie médicale en cardiologie a fait d'énormes progrès, offrant des solutions innovantes aux problèmes cardiaques autrefois insolubles. Cependant, il est impératif de rester vigilant quant aux complications possibles. L'implication des professionnels de santé, et en particulier des infirmiers, dans l'éducation, la surveillance et la prise en charge des patients équipés de ces dispositifs est essentielle pour garantir non seulement la longévité de ces interventions mais aussi le bien-être général du patient.

Chapitre 10 :
LES OUTILS ET LA TECHNOLOGIE EN CHIRURGIE CARDIAQUE

Moniteurs cardiaques et appareils de surveillance

Les moniteurs cardiaques et les appareils de surveillance sont des outils essentiels en cardiologie, permettant d'observer en temps réel l'activité électrique et hémodynamique du cœur. Ils sont utilisés dans divers contextes, de la surveillance post-opératoire aux unités de soins intensifs et aux consultations externes.

Moniteurs Cardiaques
a) Électrocardiogramme (ECG):
Il s'agit d'une représentation graphique de l'activité électrique du cœur. Il peut identifier des arythmies, des signes d'ischémie et d'autres anomalies cardiaques.

b) Moniteurs Holter:
Ces appareils portables enregistrent l'ECG du patient pendant 24 heures ou plus. Ils sont souvent utilisés pour détecter des arythmies intermittentes.

c) Moniteurs de télémétrie:
Utilisés principalement dans les hôpitaux, ces dispositifs sans fil permettent de surveiller l'ECG des patients à distance, généralement depuis une station centrale.

Appareils de Surveillance Hémodynamique
a) Moniteurs de pression artérielle:
Ils peuvent être non invasifs (manchettes) ou invasifs (cathéters artériels).

b) Oxymètres de pouls:
Ces dispositifs mesurent la saturation en oxygène du sang, généralement à partir du doigt, du lobe de l'oreille ou du pied.

c) Échocardiographie:
Utilisant des ultrasons, cet appareil permet de visualiser les structures cardiaques, d'évaluer la fonction cardiaque et de détecter des anomalies.

d) Cathétérisme cardiaque et moniteurs de pression intracardiaque:
Des cathéters spéciaux, introduits dans le cœur, peuvent mesurer la pression à l'intérieur des différentes cavités cardiaques.

Technologies Émergentes
a) Moniteurs portables et wearables:
Des appareils comme les montres intelligentes et les patchs cardiaques peuvent désormais surveiller le rythme cardiaque et d'autres paramètres en temps réel, alertant les utilisateurs de toute irrégularité.

b) Systèmes de surveillance à distance:
Les patients peuvent être surveillés à domicile grâce à des appareils qui transmettent des données en temps réel aux professionnels de santé.

Importance de la Surveillance
La surveillance cardiaque est cruciale non seulement pour la détection d'anomalies mais aussi pour guider le traitement. Les infirmiers, les médecins et d'autres professionnels de santé s'appuient sur ces appareils pour prendre des décisions éclairées sur la prise en charge des patients.
De plus, la capacité de surveiller les patients en temps réel, que ce soit à l'hôpital ou à domicile, offre une tranquillité

d'esprit aux patients et à leurs familles, sachant que les anomalies peuvent être détectées rapidement.

Les moniteurs cardiaques et les appareils de surveillance sont au cœur des soins cardiologiques modernes. Alors que la technologie continue d'évoluer, ces outils deviennent de plus en plus sophistiqués, offrant une meilleure compréhension du cœur et facilitant une prise en charge optimale des patients.

L'utilisation de l'échographie et du doppler en salle d'opération

L'échographie et le Doppler ont gagné une place significative dans la salle d'opération, principalement en raison de leur capacité à fournir des images en temps réel des structures internes sans recourir à des radiations. Ces techniques ont révolutionné la prise en charge peropératoire, permettant aux chirurgiens et anesthésistes d'avoir une meilleure compréhension de l'anatomie et de la physiologie du patient.

Échographie en Salle d'Opération
a) Guidage pour les procédures:
L'échographie est souvent utilisée pour guider les interventions telles que l'insertion de cathéters veineux centraux, la réalisation de ponctions ou de biopsies, ou encore la localisation précise de masses ou de fluides.

b) Évaluation cardiaque:
L'échocardiographie transœsophagienne (ETO) est couramment utilisée pendant les chirurgies cardiaques pour évaluer la fonction du cœur, la présence d'air dans les cavités cardiaques ou pour visualiser les valves.

c) Évaluation pulmonaire:

L'échographie pulmonaire peut aider à détecter des anomalies comme les pneumothorax, les épanchements pleuraux ou les consolidations pulmonaires.

Doppler en Salle d'Opération

a) Évaluation du flux sanguin:

Le Doppler, qui mesure le mouvement des globules rouges, permet d'évaluer le flux sanguin dans les vaisseaux. Cela peut être crucial lors de chirurgies vasculaires ou pour vérifier la viabilité d'un organe transplanté.

b) Détection des sténoses ou des obstructions:

En mesurant la vitesse du flux sanguin, le Doppler peut aider à localiser et à quantifier les rétrécissements dans les artères ou les veines.

c) Surveillance de la perfusion cérébrale:

Le Doppler transcrânien est utilisé pendant certaines chirurgies pour s'assurer que le cerveau est correctement perfusé.

Avantages de l'Échographie et du Doppler

a) Non-invasifs:

Ces techniques ne nécessitent pas de procédure invasive, réduisant ainsi les risques associés.

b) Absence de radiation:

Contrairement aux rayons X ou au scanner, l'échographie et le Doppler n'utilisent pas de radiations, ce qui est particulièrement important lors de chirurgies longues.

c) Images en temps réel:

Les chirurgiens et anesthésistes peuvent prendre des décisions basées sur des informations actuelles et non sur des images préopératoires qui pourraient ne plus être représentatives de la situation.

L'intégration de l'échographie et du Doppler en salle d'opération a sans conteste amélioré la sécurité et l'efficacité des interventions chirurgicales. Ces outils offrent une fenêtre directe sur l'anatomie et la physiologie du patient, permettant une meilleure prise en charge et réduisant potentiellement les complications. Comme pour toute technologie, leur utilisation requiert une formation et une expertise, mais les avantages qu'ils apportent en font des instruments inestimables pour l'équipe chirurgicale.

Les innovations récentes et leur impact sur la pratique infirmière

Le monde de la médecine a été témoin de nombreuses innovations ces dernières années. Ces avancées, qu'il s'agisse de nouvelles technologies ou de méthodologies, ont un impact profond sur la pratique infirmière, en transformant la manière dont les soins sont dispensés et en améliorant la qualité des soins pour les patients. Développons ces innovations et leurs répercussions sur la profession infirmière.

Télémédecine et soins à distance
Avec l'essor des technologies de communication, la télémédecine est devenue une réalité concrète. Pour les infirmières :

a) Surveillance à distance : Des dispositifs portables permettent la surveillance continue de divers paramètres physiologiques, avec des alertes transmises en temps réel aux soignants.

b) Consultations virtuelles : Les infirmières peuvent désormais consulter les patients à distance, ce qui est particulièrement utile pour les populations éloignées ou à mobilité réduite.

Intelligence Artificielle (IA) et Analyse de Données

a) Aide au diagnostic : Des algorithmes sophistiqués peuvent aider à identifier des anomalies dans les données des patients, fournissant un support précieux dans le processus de diagnostic.

b) Gestion des dossiers : Les systèmes IA peuvent automatiser certaines tâches administratives, libérant ainsi du temps pour les soins directs aux patients.

Robotique et Automatisation

a) Robots d'assistance : Dans certains hôpitaux, des robots assistent les infirmières pour le transport de médicaments ou d'équipements, ou même pour des tâches comme la désinfection.

b) Chirurgie robot-assistée : Bien que généralement gérée par des chirurgiens, cette technologie nécessite que les infirmières soient formées aux spécificités de l'assistance robotique, notamment en ce qui concerne la préparation et la maintenance.

Formation et Réalité Virtuelle

a) Simulations : Les infirmières peuvent s'entraîner à des procédures complexes dans un environnement virtuel avant de les pratiquer sur de vrais patients.

b) Suivi des compétences : Des systèmes de réalité virtuelle peuvent évaluer les compétences des infirmières en temps réel, permettant une amélioration continue.

Innovations en Matière de Médicaments et de Traitements

Les avancées en génomique et en pharmacologie personnalisée signifient que les traitements peuvent être adaptés à l'individu. Les infirmières jouent un rôle essentiel dans la surveillance des réponses des patients et la gestion des effets secondaires.

<u>Impact sur la Pratique Infirmière</u>

a) Exigences de formation : La nécessité d'une formation continue pour rester à jour avec les dernières technologies.

b) Amélioration de la qualité des soins : Les innovations peuvent permettre une détection précoce des problèmes et une intervention plus efficace.

c) Nouveaux défis éthiques : La technologie soulève des questions sur la vie privée des patients, la sécurité des données et l'accès équitable aux soins.

Les innovations en médecine et en technologie ont profondément transformé la profession infirmière. Alors que ces avancées offrent de nombreuses opportunités pour améliorer les soins aux patients, elles nécessitent également que les infirmières s'adaptent continuellement, acquièrent de nouvelles compétences et confrontent de nouveaux défis. Cependant, au cœur de ces changements, l'essence de la profession infirmière - la compassion, l'empathie et l'engagement envers le bien-être des patients - demeure inébranlable.

Chapitre 11 :
SÉCURITÉ DU PATIENT
ET PRÉVENTION DES INFECTIONS

Les infections associées aux soins et leur prévention

Les infections associées aux soins (IAS) représentent une préoccupation majeure dans les établissements de santé. Elles se produisent lorsqu'un patient est infecté lors de la fourniture de soins médicaux. Les IAS peuvent avoir des conséquences graves, allant d'une hospitalisation prolongée à des séquelles permanentes, voire au décès. Comprendre leur origine et leurs mécanismes est essentiel pour mettre en place des mesures préventives efficaces.

Origines des IAS
Les infections peuvent être causées par une variété de micro-organismes, notamment des bactéries, des virus et des champignons. Dans un environnement médical :
a) Flora endogène : Les patients portent naturellement des micro-organismes qui, dans certaines circonstances, peuvent devenir pathogènes.
b) Transmission croisée : Les soignants peuvent, sans le vouloir, transmettre des micro-organismes d'un patient à un autre.
c) Environnement hospitalier : Les surfaces, l'air ou l'eau peuvent être contaminés et devenir des sources d'infection.

Types d'IAS courantes
a) Infections du site opératoire : Survenant après une intervention chirurgicale.

b) Infections associées aux cathéters : Notamment les infections du site d'insertion ou du sang associées aux cathéters veineux centraux.

c) Pneumonies associées à la ventilation : Chez les patients sous ventilation mécanique.

d) Infections urinaires associées à la pose de sondes vésicales.

Prévention des IAS

a) Hygiène des mains : Le lavage régulier et minutieux des mains est la mesure la plus efficace pour prévenir la transmission.

b) Port d'équipements de protection individuelle : Gants, masques, blouses et lunettes peuvent protéger à la fois le soignant et le patient.

c) Techniques aseptiques : Lors de la réalisation de procédures invasives, pour garantir un environnement stérile.

d) Nettoyage et désinfection : Réguliers des surfaces et du matériel médical.

e) Formation et sensibilisation : Informer et former régulièrement le personnel médical aux bonnes pratiques.

f) Surveillance et audit : Identifier rapidement les flambées d'infections et intervenir.

g) Vaccination : Protéger les patients et le personnel contre certaines infections.

h) Précautions d'isolement : Pour les patients infectés ou colonisés par des micro-organismes résistants ou hautement transmissibles.

Les infections associées aux soins sont un enjeu majeur de santé publique et de sécurité des patients. La prévention repose sur une combinaison de mesures, à la fois simples et complexes, impliquant l'ensemble du personnel médical. Grâce à une vigilance constante, une formation continue et une culture de la sécurité, il est possible de réduire significativement le risque d'IAS et de garantir une meilleure qualité des soins pour tous les patients.

Protocoles d'asepsie et de stérilisation en chirurgie cardiaque

L'asepsie et la stérilisation en chirurgie cardiaque sont cruciales pour prévenir les infections post-opératoires. Un protocole rigoureux est essentiel pour garantir la sécurité du patient. L'intégrité de ces protocoles garantit une intervention chirurgicale sans contamination.

Protocole d'asepsie

a) Lavage des mains : Un lavage des mains minutieux, de 2 à 6 minutes, en utilisant une technique chirurgicale avec une brosse spéciale et un antiseptique adapté, est la première étape.

b) Port de tenue stérile : La tenue chirurgicale, composée de blouse, masque, bonnet et gants stériles, est essentielle. Un double gantage est recommandé pour les procédures à haut risque.

c) Préparation du patient : La zone opératoire est rasée (si nécessaire) puis nettoyée à l'aide d'une solution antiseptique, souvent à base d'iode ou de chlorhexidine.

d) Utilisation de champs stériles : Ils sont disposés autour de la zone opératoire pour délimiter un espace stérile.

e) Manipulation aseptique : Tout matériel ou instrument entrant dans le champ stérile doit être manipulé de manière aseptique.

Protocole de stérilisation

a) Nettoyage préalable : Avant la stérilisation, un nettoyage minutieux des instruments est indispensable. Les instruments sont trempés et brossés pour éliminer tout résidu.

b) Autoclavage : Les instruments chirurgicaux sont placés dans un autoclave qui utilise de la vapeur sous pression pour tuer les micro-organismes.

c) Gaz d'oxyde d'éthylène : Pour les instruments qui ne peuvent pas être autoclavés, comme certains composants électroniques ou plastiques.

d) Contrôle de stérilité : Après stérilisation, un contrôle est effectué, généralement par des indicateurs chimiques ou biologiques, pour s'assurer que le processus a été efficace.

e) Stockage : Les instruments stérilisés sont stockés dans un endroit propre, sec, et à l'abri de la poussière.

f) Manipulation post-stérilisation : Les instruments stérilisés sont manipulés avec précaution pour éviter toute contamination avant leur utilisation.

Particularités en chirurgie cardiaque

En chirurgie cardiaque, certains équipements, comme les canules, les circuits d'assistance circulatoire ou les stimulateurs cardiaques, nécessitent une attention particulière en matière de stérilisation. De plus, vu la complexité de certaines procédures, l'équipe chirurgicale doit s'assurer que chaque membre est bien informé et formé aux protocoles d'asepsie et de stérilisation.

Le respect scrupuleux des protocoles d'asepsie et de stérilisation en chirurgie cardiaque est vital. La moindre défaillance peut entraîner des complications graves pour le patient. Chaque membre de l'équipe chirurgicale a un rôle déterminant à jouer pour garantir la sécurité et le succès de l'intervention.

La gestion des situations de contamination ou d'erreurs médicales

La gestion des situations de contamination ou d'erreurs médicales est un enjeu majeur pour les établissements de santé. Ces événements, bien que rares, peuvent avoir des conséquences dramatiques pour les patients et engendrer une perte de confiance envers le système de soins. Une approche systématique, transparente et bienveillante est essentielle pour gérer ces situations.

Reconnaissance et évaluation

a) Identification rapide : Dès qu'une contamination ou une erreur est suspectée ou identifiée, il est crucial d'en informer l'équipe médicale concernée.

b) Evaluation clinique du patient : Le patient doit être évalué immédiatement pour déterminer la gravité de la situation et les interventions nécessaires.

Communication

a) Informer le patient : Il est impératif d'informer le patient ou sa famille de manière transparente, honnête et empathique, en expliquant ce qui s'est passé, les implications et les étapes suivantes.

b) Reporting interne : Les erreurs médicales et les contaminations doivent être signalées à l'aide des systèmes internes de l'établissement pour garantir une traçabilité et une analyse ultérieure.

Intervention médicale

a) Traitement immédiat : En fonction de la nature de l'erreur ou de la contamination, des interventions médicales peuvent être nécessaires pour stabiliser le patient ou prévenir des complications.

b) Suivi : Le patient doit bénéficier d'un suivi régulier pour détecter et gérer d'éventuelles séquelles.

Analyse de l'événement

a) **Réunion d'analyse :** Une réunion d'équipe est organisée pour comprendre la chaîne d'événements ayant conduit à l'erreur ou à la contamination.

b) **Approche systémique :** L'erreur est généralement le résultat d'une série de défaillances systémiques et non la faute d'un individu. Il est essentiel d'adopter une approche systémique pour identifier les causes profondes.

Mesures correctives

a) **Améliorations procédurales :** Sur la base de l'analyse de l'événement, des modifications des protocoles et des procédures peuvent être nécessaires pour éviter que l'erreur ne se reproduise.

b) **Formation :** Les équipes peuvent nécessiter une formation supplémentaire pour éviter des erreurs similaires à l'avenir.

Soutien psychologique

a) **Pour le patient :** Vivre une erreur médicale ou une contamination peut être traumatique. Un soutien psychologique doit être proposé au patient et à sa famille.

b) **Pour l'équipe médicale :** Les soignants impliqués peuvent ressentir de la culpabilité, du stress ou de l'anxiété. Ils doivent également bénéficier d'un soutien psychologique et d'un espace de discussion.

La gestion des situations de contamination ou d'erreurs médicales nécessite une réponse multidimensionnelle, centrée sur le patient mais aussi attentive au bien-être de l'équipe médicale. La transparence, l'empathie et l'engagement à améliorer continuellement les systèmes de soins sont essentiels pour restaurer la confiance et garantir la sécurité des patients à l'avenir.

Chapitre 12 :
PHARMACOLOGIE
EN CHIRURGIE CARDIAQUE

Les médicaments cardiotropes et leur administration

Les médicaments cardiotropes représentent une catégorie de médicaments essentielle en cardiologie. Ils agissent spécifiquement sur le cœur et les vaisseaux sanguins pour traiter diverses affections cardiaques, améliorant ainsi la qualité de vie des patients et, dans de nombreux cas, augmentant leur espérance de vie.

Introduction aux médicaments cardiotropes

Les médicaments cardiotropes sont essentiellement destinés à influencer la fonction cardiaque. Qu'il s'agisse de réguler le rythme cardiaque, d'augmenter ou de diminuer la force de contraction, ou d'influencer la tension artérielle, ces médicaments jouent un rôle fondamental dans la prise en charge des pathologies cardiaques.

Catégorisation des médicaments cardiotropes

Les inotropes : Ces médicaments influencent la force de contraction du muscle cardiaque.
Exemples : la digoxine, le dobutamine.

Les chronotropes : Ils agissent sur la fréquence cardiaque.
Exemples : l'atropine (positif), le propranolol (négatif).

Les dromotropes : Ces médicaments affectent la vitesse de conduction électrique dans le cœur.
Exemples : les bêta-bloquants, le vérapamil.

Les vasodilatateurs : Ils dilatent les vaisseaux sanguins, réduisant ainsi la résistance périphérique et la tension artérielle.

Exemples : les nitrates, le diltiazem.

Les diurétiques : Ils augmentent la production d'urine, aidant à réduire la charge de travail du cœur en diminuant le volume de sang.

Exemples : le furosémide, l'hydrochlorothiazide.

Administration et surveillance

L'administration de médicaments cardiotropes nécessite une attention particulière et une surveillance régulière en raison de leur impact direct sur la fonction cardiaque.

Dosage : Il est crucial d'administrer la dose correcte, car un sous-dosage peut être inefficace, tandis qu'un surdosage peut provoquer des effets indésirables graves.

Voies d'administration : Certains médicaments sont administrés par voie orale, d'autres par voie intraveineuse, et d'autres encore par des méthodes plus spécialisées. La voie d'administration est choisie en fonction de l'état du patient et de la rapidité d'action requise.

Surveillance : Les signes vitaux, en particulier la tension artérielle, le rythme cardiaque et la fréquence respiratoire, doivent être régulièrement surveillés. Des examens sanguins peuvent également être nécessaires pour contrôler les niveaux de médicaments ou détecter d'éventuels effets secondaires.

Interactions médicamenteuses : De nombreux médicaments cardiotropes peuvent interagir avec d'autres médicaments, nécessitant une gestion attentive des prescriptions et une surveillance accrue.

Les médicaments cardiotropes sont des outils indispensables dans le traitement des maladies cardiaques. Toutefois, leur efficacité dépend d'une administration appropriée, d'une surveillance rigoureuse et d'une compréhension approfondie de leur mécanisme d'action et de leurs interactions potentielles.

Interaction et surveillance des effets secondaires

L'interaction médicamenteuse et la surveillance des effets secondaires sont des éléments primordiaux dans la prise en charge des patients sous traitement cardiotrope, et plus généralement, de tout traitement médical. La capacité à anticiper, à identifier et à gérer ces facteurs peut non seulement optimiser l'efficacité du traitement mais également prévenir des complications potentiellement graves.

Interactions médicamenteuses
Les interactions médicamenteuses surviennent lorsque l'effet d'un médicament est modifié par la prise d'un autre médicament, d'un aliment, d'une boisson ou d'une substance. Elles peuvent potentier ou diminuer l'effet thérapeutique, ou encore engendrer de nouveaux effets indésirables.

Types d'interactions :
Synergiques : Deux médicaments agissent ensemble pour produire un effet plus fort ou additionnel.
Antagonistes : Un médicament réduit l'efficacité de l'autre.
Modifications métaboliques : Certains médicaments peuvent influencer la façon dont

d'autres médicaments sont métabolisés dans le corps.

Prévention :

Il est primordial de connaître l'ensemble des médicaments et compléments alimentaires que prend le patient.

Les bases de données médicamenteuses et les outils informatiques modernes peuvent aider à identifier les interactions potentielles.

Gestion :

En cas d'interaction identifiée, l'ajustement de la dose ou le changement de médicament peuvent être nécessaires.

Une surveillance clinique étroite est souvent requise pour s'assurer que le patient reste stable.

Surveillance des effets secondaires

Chaque médicament a le potentiel d'entraîner des effets secondaires, certains étant mineurs, d'autres plus graves.

Identification :

Une communication ouverte avec le patient est essentielle. Il faut l'encourager à signaler tout symptôme inhabituel.

Des bilans réguliers, notamment sanguins, peuvent être nécessaires pour certains médicaments, afin d'identifier des anomalies avant qu'elles ne deviennent problématiques.

Gestion :

Si un effet secondaire est identifié, il faut évaluer sa gravité. Dans certains cas, il suffira d'une simple surveillance ; dans d'autres, un ajustement du traitement ou une hospitalisation pourront être requis.

L'éducation du patient est primordiale. Il doit être informé des effets secondaires potentiels de ses médicaments et de la marche à suivre s'ils surviennent.

Les interactions médicamenteuses et les effets secondaires peuvent représenter des défis dans la prise en charge médicale, mais avec une surveillance appropriée, une communication efficace et une éducation patient solide, ces défis peuvent être surmontés, garantissant ainsi la meilleure prise en charge possible du patient.

Les anticoagulants et antithrombotiques : gestion et surveillance

Les anticoagulants et les antithrombotiques sont des médicaments essentiels pour prévenir et traiter la formation de caillots sanguins dans les vaisseaux sanguins ou le cœur. Leur utilisation nécessite une attention particulière et une surveillance rigoureuse, car une anticoagulation excessive ou insuffisante peut entraîner des complications graves.

Les anticoagulants et antithrombotiques : une vue d'ensemble

Objectif : Ces médicaments ont pour but de réduire le risque de formation de thrombus (caillots sanguins) qui peuvent provoquer des accidents vasculaires cérébraux, des crises cardiaques ou des embolies.

Principaux agents :

Anticoagulants : Héparine, Warfarine, Dabigatran, Rivaroxaban.

Antiagrégants plaquettaires (sous-classe des antithrombotiques) : Aspirine, Clopidogrel, Prasugrel.

Gestion des anticoagulants et antithrombotiques

Détermination de la dose : La dose doit être ajustée selon l'état du patient, la pathologie à traiter, et d'autres facteurs tels que le poids et l'âge.

Durée du traitement : Certains patients nécessiteront un traitement à vie, tandis que d'autres n'en auront besoin que pendant une durée déterminée.

Surveillance régulière : Pour les patients sous Warfarine, par exemple, le temps de prothrombine (INR) doit être régulièrement vérifié pour s'assurer que le niveau d'anticoagulation est adéquat.

Surveillance des effets secondaires

Saignements : C'est l'effet secondaire le plus courant. Les patients doivent être informés des signes à surveiller, tels que des ecchymoses inhabituelles, du sang dans les urines ou les selles, ou des saignements prolongés après une blessure.

Interactions médicamenteuses : De nombreux médicaments peuvent interagir avec les anticoagulants, renforçant ou diminuant leur efficacité. Une mise à jour régulière des traitements associés est essentielle.

Autres effets secondaires : Certains patients peuvent présenter des réactions allergiques, des problèmes hépatiques ou d'autres symptômes. Il est essentiel de signaler tout symptôme inhabituel au médecin.

Éducation du patient

Signes de saignement : Il est essentiel d'informer les patients des risques de saignement et des signes à surveiller.

Suivi régulier : Les patients doivent comprendre l'importance des contrôles réguliers, comme les prises de sang pour surveiller l'efficacité et la sécurité du traitement.

Mode de vie : Il peut être nécessaire de donner des recommandations concernant le régime alimentaire, les activités physiques et d'autres aspects du mode de vie pour minimiser les risques.

La gestion et la surveillance des anticoagulants et des antithrombotiques sont cruciales pour optimiser leurs bénéfices tout en minimisant les risques associés. Une communication transparente entre le professionnel de santé et le patient, ainsi qu'une éducation adéquate, sont les clés d'une thérapie réussie.

Chapitre 13 :
GESTION DE LA DOULEUR
EN CHIRURGIE CARDIAQUE

Évaluation et échelles de la douleur

L'évaluation de la douleur est une étape fondamentale dans la prise en charge clinique de tout patient. La douleur, souvent qualifiée de "cinquième signe vital", est subjective et propre à chaque individu. Pourtant, sa quantification est essentielle afin de personnaliser et d'ajuster le traitement. De nombreuses échelles ont été élaborées pour permettre une évaluation aussi objective que possible de cette expérience sensorielle et émotionnelle.

L'importance de l'évaluation de la douleur
L'évaluation de la douleur permet :

De comprendre l'intensité et la nature de la douleur ressentie par le patient.

D'adapter et de guider le plan thérapeutique.

De suivre l'évolution de la douleur et l'efficacité des interventions.

Les échelles d'évaluation de la douleur

Échelle Visuelle Analogique (EVA) : Il s'agit d'une règle graduée de 10 cm, sans chiffre, allant de "pas de douleur" à "douleur insupportable". Le patient marque sur la règle l'intensité de sa douleur.

Échelle Numérique (EN) : Le patient est invité à quantifier sa douleur sur une échelle allant de 0 (absence de douleur) à 10 (douleur maximale imaginable).

Échelle Verbale Simple (EVS) : Le patient décrit son niveau de douleur en utilisant des termes prédéfinis comme "aucune", "légère", "modérée" ou "sévère".

Échelle de douleur pour les enfants : Les enfants peuvent avoir des difficultés à utiliser les échelles traditionnelles. L'échelle de visages (comme l'échelle de Wong-Baker) permet aux enfants de sélectionner un visage correspondant à leur niveau de douleur.

Échelles pour les personnes non communicatives : Chez les patients qui ne peuvent pas s'exprimer (nouveau-nés, certains patients âgés, patients avec des affections neurologiques...), d'autres échelles ont été conçues. Ces échelles, comme l'échelle FLACC (Face, Legs, Activity, Cry, Consolability), évaluent la douleur à partir de l'observation du comportement et des réactions du patient.

Autres considérations lors de l'évaluation

Nature et localisation : Il est essentiel de comprendre le type de douleur (douleur sourde, lancinante, brûlante...) et son emplacement pour orienter le diagnostic et la prise en charge.

Facteurs déclenchants ou aggravants : Comprendre ce qui augmente ou diminue la douleur peut aider à ajuster le traitement.

Impact sur la vie quotidienne : Comment la douleur affecte-t-elle le sommeil, l'appétit, l'humeur, ou la capacité à effectuer des activités quotidiennes ?

L'évaluation de la douleur est un élément pivot dans la prise en charge holistique du patient. En utilisant des échelles adaptées et en approfondissant l'expérience de la douleur du patient, les soignants peuvent personnaliser les interventions et maximiser le confort et le bien-être du patient.

Techniques pharmacologiques et non pharmacologiques

La gestion de la douleur, qu'elle soit aiguë ou chronique, repose sur un large éventail de méthodes à la fois pharmacologiques et non pharmacologiques. Ces méthodes peuvent être utilisées seules ou en combinaison pour offrir une prise en charge de la douleur optimale et adaptée au patient.

Techniques Pharmacologiques

Analgésiques non opioïdes : Ces médicaments, comme le paracétamol et les anti-inflammatoires non stéroïdiens (AINS), sont utilisés pour traiter la douleur légère à modérée.

Opioïdes : Utilisés pour traiter la douleur modérée à sévère, ces médicaments incluent la morphine, la codéine, l'oxycodone, entre autres.

Anesthésiques locaux : Ils bloquent temporairement la sensation dans une partie spécifique du corps. Les exemples incluent la lidocaïne et la bupivacaïne.

Co-analgésiques ou adjuvants : Ce sont des médicaments qui ne sont pas principalement conçus comme analgésiques mais qui ont des propriétés analgésiques dans certaines conditions. Cela comprend certains anticonvulsivants, antidépresseurs, et relaxants musculaires.

Corticostéroïdes : Ils peuvent être utilisés pour réduire l'inflammation et la douleur, en particulier en cas d'inflammation articulaire ou nerveuse.

Techniques Non Pharmacologiques

Thérapie physique : Les modalités comme la chaleur, le froid, le massage, la thérapie par ultrasons et la stimulation électrique transcutanée des nerfs (TENS) peuvent aider à soulager la douleur.

Exercice : Les mouvements adaptés et ciblés peuvent réduire la douleur, améliorer la mobilité et renforcer les muscles.

Acupuncture : Cette ancienne technique chinoise utilise de fines aiguilles insérées à des points spécifiques pour équilibrer les flux d'énergie et réduire la douleur.

Biofeedback : Il s'agit d'une technique où le patient apprend à contrôler certaines fonctions physiologiques pour améliorer sa douleur.

Thérapie cognitivo-comportementale (TCC) : Cette approche thérapeutique aide les patients à reconnaître et à modifier les schémas de pensée négatifs liés à leur douleur.

Méditation et relaxation : Ces techniques aident à réduire le stress et la tension, qui peuvent exacerber la douleur.

Techniques de distraction : Se concentrer sur une activité ou une pensée positive peut détourner l'attention de la douleur.

Thérapie par le toucher : Comme le massage ou la réflexologie, elle peut détendre et soulager la tension.

La prise en charge de la douleur est un aspect essentiel des soins aux patients. En combinant des techniques pharmacologiques et non pharmacologiques, les professionnels de santé peuvent offrir une approche plus holistique et individualisée du traitement de la douleur, prenant en compte à la fois le bien-être physique et émotionnel du patient.

La douleur chronique post-chirurgie : reconnaissance et prise en charge

La douleur chronique post-chirurgie est une problématique qui touche une portion significative de patients après une intervention chirurgicale. Sa persistance au-delà de la période attendue de guérison représente un défi tant pour le patient que pour l'équipe soignante. La reconnaissance et la prise en charge de cette douleur sont cruciales pour le bien-être et la récupération du patient.

Reconnaissance de la Douleur Chronique Post-Chirurgie

1. Définition : La douleur chronique post-chirurgie est celle qui persiste au-delà de trois mois après l'intervention, sans autre cause apparente.

2. Signes et symptômes : Elle peut se manifester par une douleur continue ou intermittente, une hypersensibilité de la zone opérée, une douleur exacerbée au toucher ou une altération des fonctions normales.

3. Évaluation : Une évaluation régulière de la douleur à l'aide d'échelles et de questionnaires standardisés aide à identifier et quantifier la douleur.

Facteurs de Risque

1. Type de chirurgie : Certaines interventions, comme les chirurgies thoraciques, sont plus susceptibles d'entraîner une douleur post-opératoire chronique.

2. Historique de douleur : Les patients ayant souffert de douleurs chroniques avant l'intervention ou ayant vécu une douleur aiguë intense après l'opération sont plus à risque.

3. Facteurs psychologiques : L'anxiété, la dépression ou une faible résilience face à la douleur peuvent augmenter le risque de douleur chronique.

Prise en Charge

1. Approche pharmacologique : Les analgésiques, y compris les opioïdes, les AINS, les anticonvulsivants et les antidépresseurs, peuvent être utilisés. La prescription doit être adaptée à chaque patient.

2. Thérapies physiques : La physiothérapie, les exercices, le TENS, et d'autres modalités peuvent aider à gérer la douleur.

3. Interventions interventionnelles : Les blocs nerveux, les injections, ou même des interventions chirurgicales peuvent être envisagés pour traiter la cause sous-jacente.

4. Approche psychologique : La TCC, la relaxation, et d'autres thérapies peuvent aider à gérer le stress, l'anxiété et la dépression associés à la douleur.

5. Approches complémentaires : L'acupuncture, le massage, et la méditation peuvent également être bénéfiques.

Éducation et Suivi

Il est crucial d'éduquer les patients sur la douleur post-chirurgicale, les facteurs de risque, et les méthodes de gestion. Un suivi régulier permet d'ajuster les traitements et d'identifier rapidement toute complication ou nouvelle cause de douleur.

La douleur chronique post-chirurgie est un défi médical qui nécessite une approche multidisciplinaire. Une prise en charge précoce, une reconnaissance des facteurs de risque, une éducation adéquate et un suivi rigoureux sont essentiels pour garantir la meilleure qualité de vie possible pour le patient.

Chapitre 14 :
L'INTERNATIONAL
ET LA CHIRURGIE CARDIAQUE

Participer à des missions humanitaires ou à l'étranger

Participer à des missions humanitaires ou travailler à l'étranger est une expérience qui offre aux infirmiers une perspective unique et enrichissante. En intervenant dans des contextes différents de leur environnement habituel, les infirmiers acquièrent non seulement de nouvelles compétences, mais développent également une compréhension plus profonde des défis mondiaux en matière de santé.

Les motivations derrière ces missions

Engagement altruiste : Beaucoup sont animés par le désir d'aider les populations vulnérables, de fournir des soins là où ils sont le plus nécessaires, et de faire une différence tangible dans la vie des gens.

Acquisition de compétences : Ces missions offrent l'opportunité de développer de nouvelles compétences cliniques, d'apprendre à gérer des maladies rares ou spécifiques à certaines régions, et de travailler dans des conditions parfois précaires.

Enrichissement culturel : Travailler à l'étranger ou dans le cadre d'une mission humanitaire permet d'immersion dans une nouvelle culture, de comprendre d'autres modes de vie et d'élargir son horizon.

Préparation et planification

Recherche et sélection : Il est essentiel de trouver une organisation ou un programme qui correspond à ses valeurs et ses compétences. Certains se concentrent sur les soins d'urgence, tandis que d'autres peuvent se concentrer sur la santé communautaire ou l'éducation.

Formation : Les infirmiers peuvent nécessiter une formation spécifique avant leur départ, comme des cours sur les maladies tropicales, la médecine de voyage ou la santé internationale.

Considérations logistiques : Il faut prévoir les vaccinations, les visas, le logement, et d'autres aspects pratiques.

Défis et récompenses

Ressources limitées : Travailler dans des zones reculées ou dans des contextes humanitaires peut signifier faire face à un manque d'équipements, de médicaments ou de personnel.

Barrières linguistiques et culturelles : La communication peut être un défi, rendant essentiel le respect et la compréhension de la culture locale.

Résilience émotionnelle : Les infirmiers peuvent être confrontés à des situations déchirantes, nécessitant une force mentale et un soutien adéquat.

Impacts positifs : Malgré les défis, de nombreux infirmiers reviennent de ces missions avec une appréciation renouvelée pour leur profession, des souvenirs impérissables, et la satisfaction d'avoir fait une différence positive.

Perspectives futures

- Participer à des missions humanitaires ou à l'étranger peut également ouvrir des portes pour des rôles de leadership, des spécialisations ou des opportunités de formation supplémentaires. C'est une expérience qui, bien que parfois éprouvante, est souvent décrite comme inestimable par ceux qui choisissent d'emprunter cette voie.

Que ce soit par un désir d'aider, un besoin d'aventure, ou une combinaison des deux, participer à des missions humanitaires ou travailler à l'étranger offre aux infirmiers une chance unique d'élargir leurs horizons professionnels et personnels. Ces expériences, en enrichissant l'âme et l'esprit, redéfinissent souvent la manière dont les soignants perçoivent et pratiquent leur métier.

Différences de pratique et d'éthique à l'international

La chirurgie cardiaque, tout comme d'autres disciplines médicales, peut varier considérablement d'une région à l'autre du monde, non seulement en termes de pratique mais aussi d'éthique. Lorsqu'on parle de différences internationales, il est essentiel de reconnaître que ces variations peuvent être influencées par un mélange de facteurs culturels, économiques, politiques et sociaux.

Différences de pratique

Techniques et procédures : Les techniques chirurgicales adoptées peuvent varier en fonction des formations disponibles, des traditions médicales et des technologies accessibles.

Accès aux ressources : Dans les pays en développement, l'accès aux équipements et aux médicaments de pointe peut être limité, ce qui influence la manière dont les soins sont dispensés.

Formation et spécialisation : Les parcours de formation et de spécialisation peuvent différer considérablement, avec des pays mettant l'accent sur différentes compétences et domaines de connaissances.

Rôles des professionnels de santé : Dans certaines cultures, les infirmiers peuvent avoir des rôles plus étendus ou plus limités, selon la formation et les traditions locales.

Différences éthiques

Consentement éclairé : Bien que le concept de consentement éclairé soit universel, la manière dont il est obtenu et valorisé peut varier. Dans certaines cultures, il pourrait être courant de consulter la famille avant de prendre des décisions médicales, tandis que dans d'autres, l'autonomie du patient est primordiale.

Questions de fin de vie : Les décisions concernant la réanimation, l'arrêt des traitements ou les soins palliatifs peuvent être influencées par des croyances religieuses ou culturelles.

Confidentialité : Les attentes en matière de confidentialité et de partage d'informations peuvent varier, en particulier dans des cultures où les familles jouent un rôle plus central dans les soins des patients.

Priorités en matière de soins : Dans certains contextes, où les ressources sont limitées, des décisions difficiles peuvent être prises sur qui reçoit un traitement en fonction de critères autres que purement médicaux, tels que l'âge ou le statut social.

Naviguer dans les différences
Pour les professionnels de la santé travaillant à l'international ou collaborant avec des collègues d'autres pays, il est crucial de :

S'informer : Comprendre les contextes locaux, les pratiques médicales et les nuances éthiques.

Écouter : Être ouvert aux points de vue et aux expériences des autres, reconnaissant qu'il n'y a pas toujours une seule "bonne" façon de faire.

Collaborer : Travailler ensemble pour partager les connaissances, respecter les différentes approches et trouver des solutions qui mettent l'accent sur le bien-être du patient.

Les différences internationales en matière de pratique et d'éthique reflètent la diversité et la complexité du monde dans lequel nous vivons. En comprenant et en respectant ces différences, les professionnels de la santé peuvent offrir des soins plus compatissants, efficaces et adaptés aux besoins des patients du monde entier.

Échanges et collaborations internationales pour enrichir sa pratique

Le monde de la santé est caractérisé par un mouvement constant d'innovation et d'évolution, et cela est d'autant plus vrai dans le domaine de la chirurgie cardiaque, un champ qui voit émerger régulièrement de nouvelles techniques et technologies. Les infirmiers en chirurgie cardiaque, en plus de leur rôle essentiel auprès des patients, peuvent grandement bénéficier des échanges et collaborations internationales pour enrichir leur pratique.

Échanges Professionnels
> Programmes d'échange :
> Les programmes d'échange internationaux offrent aux infirmiers l'opportunité d'apprendre de nouvelles méthodes et approches en travaillant dans des contextes variés.
> Ils permettent une immersion dans d'autres cultures de soins, contribuant à une compréhension plus profonde des soins de santé globaux.
> Conférences et Séminaires :
> Participer à des conférences internationales permet non seulement d'acquérir de nouvelles connaissances, mais aussi de nouer des liens avec des professionnels du monde entier.

Les séminaires et ateliers offrent des opportunités de formation continue et de perfectionnement des compétences.

Collaborations de Recherche

Projets de recherche conjoints :

Les collaborations internationales peuvent favoriser des projets de recherche conjoints, permettant ainsi d'échanger des données et des résultats de recherche.

La recherche collaborative augmente la portée et l'impact des études, contribuant à l'avancement global de la discipline.

Publications :

Publier des articles dans des revues internationales permet de partager ses propres expériences et recherches avec une audience plus large.

La lecture de publications internationales offre des perspectives différentes et des informations actualisées sur les avancées du domaine.

Collaboration pour la Formation et l'Éducation

Partage de ressources éducatives :

La collaboration internationale offre la possibilité de partager et accéder à des ressources éducatives, telles que des modules de formation en ligne, des études de cas et des supports de cours.

Programmes de mentorat :

Les programmes de mentorat internationaux permettent aux infirmiers de bénéficier de l'expérience et des conseils de professionnels expérimentés du monde entier.

Développement de Protocoles et de Directives

Élaboration conjointe de protocoles :

Travailler avec des collègues internationaux à l'élaboration de protocoles et de directives cliniques peut aider à garantir que les soins sont à la pointe de la pratique mondiale.

Dans un monde de plus en plus interconnecté, les opportunités d'échanges et de collaborations internationales sont non seulement accessibles, mais aussi essentielles pour enrichir la pratique des infirmiers en chirurgie cardiaque. Elles offrent des occasions d'apprendre, de partager des connaissances et des compétences, et finalement, de contribuer à l'amélioration des soins aux patients du monde entier.

Chapitre 15 :
NUTRITION ET HYGIÈNE ALIMENTAIRE DU PATIENT CARDIAQUE

Importance de la nutrition dans la récupération et la prévention

La nutrition joue un rôle crucial dans la santé cardiaque, tant pour ceux qui se sont déjà soumis à une chirurgie cardiaque que pour ceux qui cherchent à prévenir les maladies cardiaques. La relation entre la nutrition, la récupération post-opératoire et la prévention des maladies cardiaques est intime et complexe, reflétant la manière dont notre alimentation influence chaque facette de notre bien-être.

Nutrition et Récupération Post-opératoire
  Guérison des plaies :
      Après une intervention chirurgicale, le corps nécessite des nutriments spécifiques pour aider à la réparation des tissus. Des protéines de qualité, des vitamines comme la vitamine C et des minéraux comme le zinc sont essentiels pour une guérison optimale.
  Énergie et Force :
      La récupération post-chirurgicale peut être épuisante. Une alimentation riche en nutriments fournit l'énergie nécessaire pour aider les patients à retrouver leur force et leur endurance.
  Fonction Immunitaire :
      Les bonnes graisses, les protéines, les vitamines et les minéraux contribuent à renforcer le système immunitaire, réduisant ainsi le risque d'infections post-opératoires.

Nutrition et Prévention des Maladies Cardiaques

Réduction du Cholestérol :

Une alimentation faible en graisses saturées et trans, associée à la consommation d'aliments riches en fibres, peut aider à réduire le cholestérol sanguin, un facteur de risque majeur pour les maladies cardiaques.

Contrôle de la Tension Artérielle :

Les régimes riches en fruits, légumes, grains entiers et faibles en sodium contribuent à maintenir une tension artérielle saine, protégeant ainsi le cœur.

Gestion du Poids :

Maintenir un poids santé est crucial pour la santé cardiaque. Une nutrition équilibrée, combinée à une activité physique régulière, peut aider à atteindre et à maintenir un poids optimal.

Réduction de l'Inflammation :

Certains aliments, comme ceux riches en oméga-3, ont des propriétés anti-inflammatoires naturelles qui peuvent aider à réduire le risque de maladies cardiaques.

Nutrition Spécifique pour les Patients Cardiaques

Contrôle du Sodium :

Pour les patients souffrant d'insuffisance cardiaque ou d'hypertension, il est particulièrement important de surveiller la consommation de sodium pour éviter une surcharge liquidienne et une tension artérielle excessive.

Antioxydants et Phytonutriments :

Les fruits, les légumes et les autres sources végétales sont riches en antioxydants et en phytonutriments qui protègent le cœur contre les dommages oxydatifs.

La nutrition est un pilier fondamental pour la santé cardiaque. Que ce soit pour favoriser une récupération rapide et complète après une intervention chirurgicale ou pour prévenir les maladies cardiaques, une alimentation saine et équilibrée est un investissement pour la santé à long terme. Pour les patients cardiaques, travailler en étroite collaboration avec des diététiciens et des professionnels de la santé peut aider à élaborer un plan nutritionnel adapté à leurs besoins spécifiques.

Conseils alimentaires spécifiques pour le patient cardiaque

La nutrition joue un rôle primordial dans la gestion et la prévention des maladies cardiaques. Les choix alimentaires peuvent influencer de nombreux facteurs de risque, tels que le cholestérol, la tension artérielle, l'inflammation et l'obésité. Pour les patients cardiaques, adopter une alimentation cardiosaine est essentiel. Voici quelques recommandations pour guider ces patients.

Limitez le Sel :
Réduisez votre consommation de sel pour aider à gérer l'hypertension. Privilégiez les aliments faits maison et limitez les aliments transformés, qui sont souvent riches en sodium.

Consommez des Graisses Saines :
Optez pour des graisses insaturées présentes dans les huiles d'olive, de canola, et de tournesol. Incorporez des sources d'oméga-3, comme le saumon, les graines de lin et les noix. Limitez les graisses saturées et évitez les graisses trans.

Incorporez Plus de Fruits et de Légumes :

Riches en vitamines, minéraux et fibres, les fruits et légumes aident à réduire la pression artérielle et à protéger contre l'athérosclérose.

Privilégiez les Protéines Maigres :

Choisissez des viandes maigres, de la volaille sans peau, des poissons et des alternatives végétariennes comme les légumineuses et le tofu.

Incorporez des Céréales Complètes :

Les aliments comme l'avoine, le quinoa, le riz brun et le pain complet apportent des fibres bénéfiques pour la santé cardiaque.

Réduisez la Consommation d'Alcool :

Si vous buvez, faites-le avec modération. L'alcool peut augmenter la tension artérielle.

Limitez les Sucres Ajoutés :

Les boissons sucrées, les pâtisseries et les autres aliments riches en sucres ajoutés peuvent contribuer à la prise de poids et augmenter le risque de maladies cardiaques.

Surveillez votre Poids :

Maintenir un poids sain est crucial pour la santé cardiaque. Une alimentation équilibrée, associée à une activité physique régulière, vous aidera à atteindre cet objectif.

Hydratez-vous :

Boire suffisamment d'eau est essentiel pour le fonctionnement optimal du corps et du cœur.

Lisez les Étiquettes :

Apprendre à lire les étiquettes nutritionnelles peut vous aider à faire des choix alimentaires plus sains. Faites attention aux niveaux de sodium, aux types de graisses et aux sucres ajoutés.

Consultez un Nutritionniste :

Pour des conseils personnalisés, consultez un diététicien-nutritionniste qui pourra vous aider à élaborer un plan alimentaire adapté à vos besoins.

En adoptant ces conseils et en modifiant progressivement son alimentation, le patient cardiaque peut influencer positivement sa santé cardiaque, améliorer sa qualité de vie et réduire le risque de complications futures. L'adoption d'un régime cardiosain est un engagement à long terme, mais c'est un investissement dans la santé qui en vaut la peine.

Collaboration avec les diététiciens pour des plans alimentaires adaptés

Au cœur des équipes médicales multidisciplinaires se trouve une collaboration essentielle mais parfois sous-estimée : celle entre l'infirmier et le diététicien. Leur alliance se révèle cruciale pour garantir la meilleure prise en charge possible du patient, surtout dans des domaines où la nutrition joue un rôle prépondérant comme la chirurgie cardiaque.

Dès l'arrivée d'un patient, l'infirmier, par son rôle central de soignant, collecte des données sur son état général, ses habitudes alimentaires, ses allergies éventuelles ou encore ses préférences culinaires. Ces informations, une fois relayées au diététicien, permettent d'établir un premier diagnostic nutritionnel et de définir une stratégie alimentaire adaptée.

Le diététicien, fort de ses connaissances approfondies en nutrition, élaborera ensuite un plan alimentaire sur mesure. Ce plan tiendra compte des besoins spécifiques du patient, que ce soit pour préparer son organisme à une intervention chirurgicale, pour favoriser une récupération optimale ou pour gérer des comorbidités telles que le diabète. L'infirmier, par sa proximité avec le patient, joue un rôle pivot en assurant le suivi de ce plan, en observant la réaction du patient aux repas qui lui sont servis, et en recueillant ses feedbacks.

Mais au-delà de cette gestion technique, cette collaboration se teinte d'une dimension humaine. Les repas deviennent des moments clés dans la journée d'un patient hospitalisé. Ils rythment sa journée, apportent du réconfort, et peuvent même être des indicateurs de son moral et de sa motivation. L'infirmier, par sa présence au quotidien, et le diététicien, par son expertise, s'allient pour faire de ces moments des instants de bien-être, d'écoute et de soins adaptés.

La réussite de cette collaboration réside aussi dans la communication et la formation continue. Les avancées en nutrition sont constantes, et il est primordial que l'infirmier et le diététicien partagent leurs connaissances, échangent sur les cas complexes et se forment ensemble aux nouvelles recommandations.

Ainsi, en joignant leurs forces, leur expertise et leur humanité, l'infirmier et le diététicien garantissent une prise en charge nutritionnelle complète, adaptée et centrée sur le patient, contribuant grandement à l'amélioration de sa santé et de sa qualité de vie.

Chapitre 16 :
La réadaptation cardiaque

Principes et objectifs
de la réadaptation cardiaque

La réadaptation cardiaque est un processus médicalement supervisé, conçu pour améliorer la santé et le bien-être des personnes ayant des problèmes cardiaques ou ayant subi une intervention cardiaque. Elle repose sur une approche holistique, combinant entraînement physique, éducation thérapeutique et soutien psychosocial pour aider le patient à retrouver une qualité de vie optimale.

Les principes fondamentaux de la réadaptation cardiaque sont:

Personnalisation : Chaque programme est adapté aux besoins spécifiques du patient, en tenant compte de ses capacités physiques, de ses antécédents médicaux et de ses objectifs personnels.

Multidisciplinarité : La réadaptation cardiaque est le fruit d'une collaboration entre cardiologues, kinésithérapeutes, infirmiers, diététiciens, psychologues et autres spécialistes pour offrir une prise en charge complète.

Continuité des soins : La réadaptation s'étend souvent sur plusieurs semaines ou mois, nécessitant un suivi régulier et une évaluation périodique des progrès.

Approche holistique : Au-delà de l'aspect physique, la réadaptation englobe également des aspects psychologiques, nutritionnels et sociaux pour traiter le patient dans sa globalité.

Les objectifs majeurs de la réadaptation cardiaque sont :

Amélioration de la capacité physique : Grâce à des exercices progressifs, le patient renforce son cœur, améliore son endurance et sa force musculaire.

Optimisation des facteurs de risque : La réadaptation vise à aider le patient à contrôler et à réduire les facteurs de risque associés aux maladies cardiaques, comme l'hypertension, le cholestérol élevé, l'obésité ou le tabagisme.

Éducation thérapeutique : Les patients apprennent à mieux comprendre leur maladie, les médicaments qu'ils prennent et les changements de style de vie nécessaires pour prévenir la récidive ou la progression de leur affection.

Soutien psychologique : La maladie cardiaque peut être traumatisante et entraîner stress, dépression ou anxiété. La réadaptation offre un soutien émotionnel, aidant le patient à surmonter ces défis psychologiques.

Intégration sociale : En retrouvant confiance en lui et en ses capacités, le patient est encouragé à reprendre une vie sociale et professionnelle active.

Prévention secondaire : L'un des objectifs clés est d'empêcher l'apparition de nouveaux événements cardiaques en instaurant de bonnes habitudes de vie et en assurant un suivi médical approprié.

La réadaptation cardiaque est bien plus qu'un simple programme d'exercices. C'est une démarche complète, centrée sur le patient, visant à lui redonner les clefs d'une vie pleine et active, malgré sa pathologie cardiaque.

Le rôle de l'infirmier
dans le suivi et l'accompagnement

Dans le parcours de soins d'un patient cardiaque, l'infirmier joue un rôle pivot, souvent considéré comme le maillon essentiel entre le patient et l'équipe médicale. Sa position unique, à la fois proche du patient tout en étant en lien étroit avec l'équipe soignante, lui confère des responsabilités cruciales en matière de suivi et d'accompagnement.

Éducation thérapeutique : L'infirmier est généralement le premier interlocuteur du patient pour répondre à ses questions sur sa maladie, les interventions subies, les médicaments prescrits ou encore les changements de mode de vie recommandés. Il contribue activement à l'éducation du patient, lui permettant de mieux comprendre sa pathologie et les soins associés.

Évaluation continue : Au-delà des soins techniques, l'infirmier procède à des évaluations régulières de l'état de santé du patient, surveillant des indicateurs clés tels que les signes vitaux, le niveau de douleur ou encore l'efficacité des traitements administrés.

Soutien émotionnel : Reconnaissant les défis psychologiques que peut représenter une maladie cardiaque, l'infirmier apporte une écoute attentive et un soutien émotionnel constant. Il est souvent le témoin des angoisses, des espoirs et des préoccupations du patient, et s'efforce d'apporter des réponses rassurantes et bienveillantes.

Coordination des soins : L'infirmier assure une coordination fluide entre les différents intervenants de la prise en charge - médecins, kinésithérapeutes, diététiciens, psychologues. Il veille à ce que l'ensemble des soins soit délivré de manière harmonieuse, en tenant compte des spécificités de chaque patient.

Suivi à domicile : Après la sortie de l'hôpital, l'infirmier peut également être impliqué dans le suivi à domicile, s'assurant de la bonne continuation des soins, du respect des prescriptions médicales et de la détection précoce de tout signe de complication.

Promotion de la santé : L'infirmier encourage le patient à adopter un mode de vie sain, que ce soit en matière d'alimentation, d'activité physique, d'abandon du tabac ou encore de gestion du stress. Il joue un rôle actif dans la prévention secondaire, visant à éviter les récidives ou les complications.

Échanges avec les familles : Conscient de l'impact de la maladie sur l'entourage, l'infirmier est également un soutien pour les familles, les guidant, les rassurant et les impliquant dans le parcours de soins.

L'infirmier est le garant d'une prise en charge holistique, centrée sur le patient, alliant compétences techniques, savoir-faire relationnel et expertise clinique. Sa présence constante, son écoute et son dévouement font de lui un pilier essentiel dans le suivi et l'accompagnement des patients cardiaques.

Exercices, reprise d'activité et suivi à long terme

La chirurgie cardiaque, aussi sophistiquée soit-elle, n'est qu'une étape du voyage de guérison d'un patient cardiaque. La période post-opératoire est tout aussi cruciale, notamment en termes de reprise d'activité physique, d'exercices adaptés et d'un suivi à long terme pour assurer un retour à une vie saine et éviter les complications.

La reprise des activités quotidiennes : Au sortir d'une opération, le patient est souvent anxieux à l'idée de retrouver sa vie d'avant. C'est ici que le rôle de l'infirmier et de l'équipe de réadaptation est primordial. Ils accompagnent le patient dans une reprise progressive de ses activités, allant des gestes simples de la vie quotidienne, comme s'habiller ou marcher, à des activités plus complexes.

L'importance de l'exercice : Les exercices cardiovasculaires, adaptés à chaque patient, sont essentiels pour renforcer le cœur, améliorer l'endurance et la capacité pulmonaire. Avec l'accompagnement d'un kinésithérapeute, le patient découvre une série d'exercices adaptés à son état, permettant une reprise en douceur de l'activité physique.

Retour au travail et vie sociale : Selon la nature de leur métier, certains patients pourront reprendre le travail rapidement, tandis que d'autres nécessiteront un temps d'adaptation plus long. L'infirmier aide à définir le bon moment pour cette reprise et conseille sur les aménagements éventuels du poste de travail. De même, la reprise d'une vie sociale épanouie est un aspect crucial de la réadaptation.

Suivi médical à long terme : Au-delà des premières semaines post-opératoires, un suivi médical régulier est nécessaire. Ce suivi permet de s'assurer que le cœur fonctionne correctement, que les médicaments prescrits sont bien tolérés et que le patient respecte les recommandations de mode de vie. Les rendez-vous réguliers avec le cardiologue et d'autres spécialistes, ainsi que des examens périodiques, font partie intégrante de ce suivi.

Éducation et prévention : Tout au long du parcours, l'infirmier joue un rôle clé dans l'éducation du patient. Informer sur les signes d'alerte, les bienfaits d'une alimentation équilibrée, l'importance du sevrage tabagique ou encore les techniques de gestion du stress sont autant de sujets abordés.

Soutien psychologique : La chirurgie cardiaque peut laisser des traces, pas seulement physiques. Beaucoup de patients expriment des craintes, des angoisses ou des états dépressifs. L'accompagnement psychologique, que ce soit par l'infirmier ou un psychologue, est primordial pour surmonter ces états.

La période post-opératoire en chirurgie cardiaque est un chemin sinueux, jalonné de défis mais aussi de victoires. La reprise d'activité, les exercices adaptés et le suivi à long terme sont des étapes clefs pour assurer au patient une qualité de vie retrouvée, sous l'œil bienveillant et expert de son infirmier.

Chapitre 17 :
SOINS PALLIATIFS EN CARDIOLOGIE

Introduction aux soins palliatifs en cardiologie

La cardiologie, bien que fortement axée sur des interventions curatives et des solutions médicales avancées, rencontre inévitablement des situations où la guérison n'est plus une option viable. C'est dans ces moments délicats et éprouvants que la dimension des soins palliatifs prend tout son sens.

La Nature des Soins Palliatifs : Contrairement à une perception courante, les soins palliatifs ne se résument pas à "accompagner la mort". Il s'agit d'une approche holistique visant à offrir une meilleure qualité de vie aux patients et à leurs familles face à une maladie potentiellement mortelle. Cela englobe la prise en charge de la douleur, des symptômes, mais aussi des besoins psychologiques, sociaux, et spirituels.

Pertinence en Cardiologie : En cardiologie, notamment face à des maladies avancées comme l'insuffisance cardiaque terminale, l'approche curative peut atteindre ses limites. Il est alors primordial d'envisager une transition vers des soins centrés sur le confort du patient, l'allégement de ses symptômes et le soutien à sa famille. Ces soins sont essentiels pour assurer une fin de vie digne et paisible.

Défis Particuliers en Cardiologie : Les pathologies cardiaques présentent des défis spécifiques pour les soins palliatifs. Contrairement à d'autres maladies où la progression est relativement prévisible, les maladies cardiaques peuvent évoluer de manière abrupte et soudaine. Ainsi, la planification des soins, les discussions sur les directives anticipées et la prise de décision éthique sont d'autant plus complexes.

Le Rôle de l'Infirmier : L'infirmier joue un rôle pivot dans la mise en œuvre des soins palliatifs en cardiologie. Il est souvent le premier point de contact entre le patient, sa famille et l'équipe médicale. Sa capacité à évaluer les symptômes, à communiquer efficacement, à fournir un soutien émotionnel et à coordonner avec d'autres professionnels de santé est essentielle pour offrir des soins palliatifs de qualité.

Communication et Éthique : Une part importante des soins palliatifs repose sur une communication ouverte et honnête. L'infirmier est souvent appelé à faciliter ces discussions délicates sur les attentes, les espoirs, les craintes, et les décisions concernant la fin de vie.

Un Lien avec la Famille : Les soins palliatifs ne concernent pas seulement le patient. Les proches vivent également une période extrêmement difficile et ont besoin de soutien, d'informations et d'accompagnement. L'infirmier, par sa proximité et son expertise, est un pilier pour ces familles.

Les soins palliatifs en cardiologie sont une composante essentielle de la prise en charge globale du patient. Ils rappellent que, parfois, au-delà de la guérison, c'est le confort, la dignité, et l'humanité qui prévalent. Dans ce parcours, l'infirmier est un acteur majeur, apportant à la fois compétence technique et chaleur humaine.

Gestion des symptômes et soutien émotionnel

La chirurgie cardiaque est une intervention qui touche au cœur même de ce qui nous maintient en vie. Les patients confrontés à cette réalité vivent souvent une avalanche d'émotions, combinée à une variété de symptômes physiques qui nécessitent une prise en charge adéquate. La clé réside dans une gestion efficace des symptômes tout en fournissant un soutien émotionnel solide.

La Dualité des Symptômes : En postopératoire d'une chirurgie cardiaque, les patients peuvent présenter une gamme de symptômes. Ceux-ci peuvent être physiologiques comme la douleur, la fatigue, des troubles respiratoires, ou des arythmies, mais également psychologiques, tels que l'anxiété, la dépression ou le sentiment de vulnérabilité.

L'Évaluation Holistique : Pour une prise en charge efficace, il est impératif d'adopter une approche holistique. L'infirmier doit évaluer à la fois les symptômes physiques et émotionnels. Des échelles d'évaluation de la douleur, des questionnaires de santé mentale et des entretiens réguliers sont des outils précieux dans ce processus.

Stratégies Antalgiques : La douleur est l'un des symptômes les plus courants et les plus redoutés. L'infirmier doit être apte à administrer les médicaments prescrits tout en surveillant les éventuels effets secondaires. Parallèlement, des techniques non pharmacologiques, comme la relaxation ou la distraction, peuvent s'avérer efficaces.

Accompagnement Émotionnel : Les sentiments d'angoisse et d'incertitude sont courants après une chirurgie cardiaque. L'infirmier joue ici un rôle crucial d'écoute et de réassurance. Il est souvent le professionnel de santé le plus proche du patient, offrant non seulement des soins mais aussi une oreille attentive et une présence rassurante.

La Communication Bienveillante : La façon dont l'information est transmise au patient peut grandement influencer son état émotionnel. Adopter une communication claire, honnête et empathique est fondamental. Il s'agit de répondre aux questions, de dissiper les mythes et de renforcer le sentiment de sécurité du patient.

Le Soutien de la Famille : La famille joue souvent un rôle clé dans le rétablissement émotionnel du patient. L'infirmier doit également les soutenir, les éduquer et les rassurer. Leur fournir des informations, les associer aux soins et répondre à leurs inquiétudes favorise un environnement propice à la guérison.

Référence et Collaboration : Dans des cas plus complexes, l'infirmier peut avoir besoin de travailler en étroite collaboration avec d'autres spécialistes, tels que les psychologues, les psychiatres ou les travailleurs sociaux. Une référence rapide peut souvent faire la différence dans la prise en charge des symptômes et du bien-être émotionnel.

La gestion des symptômes et le soutien émotionnel sont indissociables. La prise en charge postopératoire ne se résume pas à la cicatrisation physique; elle englobe également la guérison émotionnelle et psychologique. L'infirmier, par sa formation et son expérience, est en première ligne pour assurer cet équilibre délicat.

Travail en équipe
avec les spécialistes en soins palliatifs

La cardiologie, tout comme d'autres spécialités médicales, est confrontée à des moments où, malgré les meilleures interventions possibles, le pronostic d'un patient demeure sombre. Dans ces situations délicates, le recours aux soins palliatifs devient essentiel pour assurer une qualité de vie optimale au patient. L'infirmier en chirurgie cardiaque se trouve alors en collaboration étroite avec une équipe de spécialistes dédiée à ces soins. Cette relation interdisciplinaire est à la fois complexe et enrichissante, requérant une communication fluide, de l'empathie et un respect mutuel.

Comprendre les Objectifs des Soins Palliatifs : L'essence des soins palliatifs réside dans le soulagement de la souffrance, qu'elle soit physique, psychologique, sociale ou spirituelle. Il ne s'agit pas nécessairement de fin de vie, mais de qualité de vie. L'infirmier doit comprendre et respecter cette approche centrée sur le patient et non sur la maladie.

Le Rôle Central de la Communication : Les équipes de soins palliatifs sont souvent composées de médecins, infirmiers, travailleurs sociaux, psychologues, aumôniers, et parfois d'autres professionnels. La coordination des soins nécessite des échanges réguliers et transparents entre tous ces acteurs pour garantir une prise en charge holistique.

Gestion des Symptômes Complexes : Les patients en soins palliatifs peuvent présenter des symptômes variés, allant de la douleur à l'essoufflement ou à l'anxiété. Travailler avec une équipe spécialisée permet d'apporter des stratégies thérapeutiques ciblées et efficaces, enrichissant ainsi les compétences de l'infirmier en cardiologie.

Soutien Émotionnel et Psychologique : L'infirmier est souvent le premier point de contact pour le patient et sa famille. En collaboration avec les spécialistes en soins palliatifs, il peut s'assurer que leurs besoins émotionnels sont reconnus et pris en charge, que ce soit par une simple conversation ou par une thérapie plus structurée.

Les Décisions Difficiles : Les questions liées à la limitation ou l'arrêt des traitements, aux directives anticipées ou à l'euthanasie peuvent se poser. Ces décisions, lourdes de conséquences, nécessitent une collaboration étroite entre l'infirmier, le patient, la famille et l'équipe de soins palliatifs.

Éduquer et Sensibiliser : L'infirmier en cardiologie a également un rôle à jouer dans la sensibilisation des autres membres de l'équipe médicale à l'importance des soins palliatifs. Il peut servir de pont entre les unités de soins cardiaques et les unités de soins palliatifs, facilitant ainsi le transfert de connaissances et de compétences.

Prendre Soin de Soi : Collaborer avec une équipe de soins palliatifs peut être émotionnellement éprouvant. Il est essentiel pour l'infirmier de reconnaître ses propres émotions, de chercher du soutien si nécessaire, et de pratiquer l'auto-compassion.

La collaboration entre l'infirmier en chirurgie cardiaque et les spécialistes en soins palliatifs est une alliance puissante, centrée sur le bien-être et la dignité du patient. Chaque professionnel apporte ses compétences et sa perspective unique, travaillant ensemble dans le but ultime d'offrir une qualité de vie la meilleure possible.

Chapitre 18 :
LES DÉFIS DU SYSTÈME DE SANTÉ ET LA CHIRURGIE CARDIAQUE

Comprendre le système de santé et les défis financiers

Le monde de la médecine n'est pas seulement guidé par la recherche, l'innovation, et le dévouement à la cause du bien-être humain. Il est également fortement influencé par les systèmes de santé dans lesquels il opère, des systèmes souvent marqués par des complexités organisationnelles, politiques et financières. Pour un professionnel de santé, en particulier un infirmier en chirurgie cardiaque, la compréhension de ces enjeux est cruciale afin d'offrir les meilleurs soins possibles tout en naviguant habilement dans le labyrinthe de la bureaucratie et des contraintes budgétaires.

Le Cadre Global du Système de Santé : Chaque pays possède son propre système de santé, façonné par des décennies, voire des siècles, de politiques, de traditions, et de négociations. Certains systèmes sont largement financés par l'État, d'autres reposent sur des assurances privées, et beaucoup sont un mélange des deux. Connaître la structure de base du système de santé de son pays aide l'infirmier à orienter les patients et à comprendre les défis auxquels ils sont confrontés.

Les Pressions Financières : Les coûts de la chirurgie cardiaque, comme pour beaucoup d'interventions médicales de pointe, sont élevés. Cela englobe tout, des honoraires des chirurgiens aux coûts des dispositifs médicaux, en passant par les frais d'hospitalisation. Les patients, leurs familles et parfois même le personnel médical peuvent être submergés par ces coûts, conduisant à des dilemmes éthiques sur l'équité de l'accès aux soins.

Le Rôle des Assurances : Les compagnies d'assurance jouent souvent un rôle central dans la détermination de ce qui est couvert, à quel niveau, et sous quelles conditions. L'infirmier doit souvent travailler en étroite collaboration avec ces entités pour assurer une prise en charge optimale.

Les Enjeux Éthiques : La question de savoir qui reçoit quel traitement, quand et comment, est profondément ancrée dans des problématiques d'éthique. Les ressources étant limitées, des décisions difficiles doivent être prises, parfois laissant des professionnels de santé en conflit entre leur désir d'aider et les réalités financières.

L'Importance de la Prévention : Avec la hausse des coûts des soins, l'importance de la prévention n'a jamais été aussi cruciale. En éduquant les patients sur les facteurs de risque cardiaque et en promouvant des modes de vie sains, les infirmiers jouent un rôle clé dans la réduction des coûts futurs.

L'Innovation et les Coûts : Tandis que les nouvelles technologies et méthodes chirurgicales peuvent offrir de meilleurs résultats et des récupérations plus rapides, elles viennent souvent avec une étiquette de prix élevée. Trouver un équilibre entre l'adoption de ces innovations et la maîtrise des coûts est un défi constant.

La Formation et le Perfectionnement : Les défis financiers affectent également la formation continue. Les institutions peuvent parfois hésiter à investir dans la formation de leur personnel en raison de contraintes budgétaires, mettant potentiellement en péril la qualité des soins.

Naviguer dans le monde de la santé requiert bien plus que des compétences médicales. C'est un équilibre délicat entre la délivrance de soins de qualité, la compréhension du système, et la reconnaissance des défis financiers omniprésents. Pour l'infirmier en chirurgie cardiaque, cela signifie être aussi à l'aise avec un scalpel qu'avec un budget.

L'influence de la politique de santé sur la chirurgie cardiaque

L'intersection entre la politique de santé et la chirurgie cardiaque est un domaine fascinant, marquant la convergence entre le spectre macroscopique des décisions gouvernementales et la micro-réalité des salles d'opération. L'évolution, la disponibilité et la qualité de la chirurgie cardiaque dans une région donnée dépendent grandement des priorités, des politiques et des investissements définis par les leaders politiques.

Financement et Allocation des Ressources : Les décisions politiques déterminent en grande partie le financement alloué à différents secteurs de la santé. Les fonds peuvent être répartis pour des équipements de pointe, des centres spécialisés en cardiologie ou pour former du personnel spécialisé. La répartition de ces ressources a des conséquences directes sur l'accessibilité et la qualité des soins cardiaques.

Égalité d'Accès aux Soins : Les politiques de santé définissent souvent qui a accès à quels types de soins. Par exemple, dans certains systèmes, les procédures cardiaques avancées pourraient être réservées à des patients ayant des assurances spécifiques ou vivant dans certaines régions, laissant d'autres patients dans des situations précaires.

Recherche et Développement : Les initiatives politiques peuvent stimuler ou entraver la recherche en chirurgie cardiaque. Un soutien gouvernemental solide à la recherche médicale peut mener à des innovations en matière de techniques chirurgicales, de dispositifs médicaux et de médicaments.

Normes et Régulations : Les normes de pratique et les régulations influencent comment la chirurgie cardiaque est pratiquée. Cela peut inclure des standards de stérilité, des protocoles post-opératoires, ou des directives sur l'utilisation de certaines technologies.

Programmes de Prévention : L'impact de la politique sur la chirurgie cardiaque n'est pas seulement réactif mais aussi préventif. Des politiques solides sur la prévention des maladies cardiaques, comme des programmes d'éducation à la santé ou des régulations sur la publicité pour la malbouffe, peuvent réduire le besoin de chirurgies cardiaques.

Relations Internationales : Les politiques étrangères et les accords commerciaux peuvent influencer la chirurgie cardiaque, notamment en termes d'importation d'équipements, de médicaments ou même de l'échange de connaissances et de formations entre pays.

Politique et Éthique : Parfois, des dilemmes éthiques surgissent, comme décider si un traitement coûteux doit être offert universellement ou réservé à un sous-groupe spécifique de patients. Ces dilemmes sont souvent influencés par des décisions politiques.

En fin de compte, la politique de santé façonne la manière dont la chirurgie cardiaque est pratiquée, financée et évolutive. Les chirurgiens cardiaques, les infirmiers et les autres professionnels de santé doivent non seulement maîtriser leurs compétences cliniques, mais aussi comprendre et, dans certains cas, influencer les politiques pour garantir le meilleur soin possible à leurs patients.

Collaborer avec les administrateurs et les décideurs

Dans le monde complexe de la santé, la collaboration interprofessionnelle ne se limite pas aux interactions entre professionnels de la santé. Elle englobe également les liens étroits entre le personnel clinique, comme les infirmiers et les médecins, et les administrateurs ou décideurs, des individus souvent en charge de la logistique, de la finance, de la stratégie ou des ressources humaines. Cette collaboration est essentielle pour garantir une prise en charge optimale du patient tout en respectant les contraintes organisationnelles et budgétaires.

L'Interconnexion des Rôles : Bien que les rôles des cliniciens et des administrateurs soient distincts, ils sont profondément interconnectés. Les décisions prises par les administrateurs influencent directement les conditions de travail des cliniciens et la qualité des soins fournis aux patients. Inversement, le retour d'information des cliniciens est crucial pour que les administrateurs prennent des décisions éclairées.

Communication Ouverte : Une communication transparente est le fondement de toute collaboration efficace. Les infirmiers doivent être capables d'exprimer leurs préoccupations, besoins ou suggestions, tout en comprenant les contraintes budgétaires ou organisationnelles que les administrateurs ont en tête.

Comprendre les Enjeux : Pour faciliter cette collaboration, il est essentiel que chacun comprenne les enjeux et les défis de l'autre. Les infirmiers devraient avoir une connaissance de base des principes de gestion, tandis que les administrateurs devraient être familiarisés avec le contexte clinique, notamment les défis spécifiques de la chirurgie cardiaque.

Solutions Centrées sur le Patient : Dans toute discussion ou négociation, le bien-être du patient doit rester au centre des préoccupations. Les décisions doivent toujours viser à améliorer la qualité des soins et l'expérience patient, même si cela nécessite des compromis d'un côté comme de l'autre.

Forums de Collaboration : Des comités mixtes ou des groupes de travail incluant à la fois des cliniciens et des administrateurs peuvent être créés pour discuter de sujets spécifiques, comme l'achat de nouveaux équipements, l'amélioration des processus de travail ou la formation continue.

Formation Continue : Organiser des ateliers ou des formations conjointes peut renforcer la compréhension mutuelle et améliorer la collaboration. Par exemple, un atelier sur les dernières innovations en chirurgie cardiaque peut intéresser à la fois les infirmiers spécialisés et les gestionnaires financiers.

Participation aux Décisions : Inclure les infirmiers dans les prises de décision, notamment celles qui touchent directement leur pratique clinique, renforce le sentiment d'appartenance et la motivation. Cela peut aussi aider à identifier des solutions innovantes ou à anticiper d'éventuels problèmes.

La collaboration entre infirmiers et administrateurs n'est pas toujours simple, car elle implique de concilier des visions parfois différentes. Cependant, lorsque cette collaboration est réussie, elle peut conduire à une amélioration significative de la prise en charge des patients, à une plus grande satisfaction professionnelle et à une meilleure efficacité organisationnelle.

Chapitre 19 :
L'ÉDUCATION CONTINUE ET LE DÉVELOPPEMENT PROFESSIONNEL

L'importance de la formation continue

Dans le domaine médical et, plus précisément, au sein de la chirurgie cardiaque, la formation continue est non seulement un impératif, mais aussi un gage de qualité des soins fournis. Elle permet aux professionnels, y compris les infirmiers, de demeurer à la pointe de la connaissance, de maîtriser les dernières techniques et de garantir une prise en charge optimale des patients.

Évolution Constante des Connaissances : La médecine est une science en perpétuelle évolution. Les recherches avancent, de nouvelles découvertes sont faites, et les recommandations médicales peuvent changer. La formation continue permet de rester informé et à jour, garantissant que les patients bénéficient des meilleures pratiques disponibles.

Intégration des Innovations Technologiques : Avec l'émergence de nouvelles technologies, comme les appareils de surveillance avancés ou les techniques chirurgicales innovantes, il est essentiel que les infirmiers se familiarisent avec ces outils. Une formation adéquate assure une utilisation efficace et sûre de ces technologies au service du patient.

Amélioration des Compétences Cliniques : La formation continue n'est pas seulement théorique. Elle englobe également des ateliers pratiques, des simulations et des formations sur le terrain qui renforcent et perfectionnent les compétences cliniques des infirmiers.

Renforcement de la Multidisciplinarité : Les formations sont souvent l'occasion pour les différents acteurs du monde médical de se rencontrer et d'échanger. Ces interactions enrichissent la pratique de chacun, favorisent une meilleure compréhension des rôles respectifs et renforcent la collaboration au sein des équipes.

Répondre aux Exigences Réglementaires : Dans de nombreux pays, un certain nombre d'heures de formation continue est requis pour maintenir sa licence ou son accréditation professionnelle. Au-delà de cette obligation, c'est aussi une preuve d'engagement professionnel.

Développement Professionnel et Personnel : La formation continue contribue également au développement professionnel des infirmiers, leur offrant des opportunités de spécialisation ou de progression de carrière. Sur le plan personnel, elle renforce la confiance en soi, la satisfaction au travail et le sentiment d'accomplissement.

Prévention des Erreurs Médicales : Une formation régulière permet de réduire les risques d'erreurs médicales en rappelant les bonnes pratiques et en sensibilisant aux erreurs courantes ou aux pièges à éviter.

Adaptation aux Contextes Spécifiques : La chirurgie cardiaque, avec ses spécificités et ses enjeux, nécessite des connaissances affinées. Les formations ciblées sur cette spécialité permettent de répondre aux besoins uniques des patients cardiaques.

En somme, la formation continue est une pierre angulaire de la profession infirmière en chirurgie cardiaque. Elle incarne l'engagement des soignants envers leurs patients, leur profession et eux-mêmes, assurant une qualité de soins optimale dans un domaine en constante évolution.

Les conférences, séminaires et ateliers pertinents

Demeurer actif et informé dans le domaine médical, en particulier la chirurgie cardiaque, nécessite une participation régulière à des conférences, séminaires et ateliers. Ces rencontres professionnelles sont non seulement des occasions d'apprentissage, mais aussi des moments privilégiés pour échanger avec ses pairs, discuter des dernières avancées et collaborer sur des questions cliniques ou de recherche.

L'Étendue des Conférences : Il existe une multitude de conférences médicales, allant des symposiums internationaux sur la cardiologie, rassemblant des milliers de participants, à des réunions plus intimes centrées sur des sujets précis comme les nouvelles techniques chirurgicales ou la prise en charge post-opératoire.

Les Séminaires Spécialisés : Les séminaires sont souvent plus axés et approfondis qu'une conférence générale. Ils peuvent aborder des sujets pointus comme l'utilisation de technologies particulières, la gestion des complications spécifiques ou les enjeux éthiques de la transplantation cardiaque.

Les Ateliers Pratiques : Contrairement aux conférences et séminaires qui sont souvent théoriques, les ateliers sont des sessions pratiques. Ils peuvent concerner la maîtrise d'un nouvel équipement, des simulations chirurgicales ou des formations sur la communication patient-infirmier.

Échanger et Réseauter : Ces événements sont l'occasion idéale pour rencontrer des collègues, établir des contacts professionnels et échanger sur des cas cliniques ou des expériences personnelles. Ce réseau peut s'avérer précieux pour obtenir des conseils, collaborer sur des projets de recherche ou simplement partager des défis et des réussites.

Restez Informé : Avec l'évolution rapide de la médecine, participer à ces événements permet de se tenir au courant des dernières avancées, que ce soit en matière de recherche, de nouvelles techniques chirurgicales ou de recommandations cliniques.

Participation Active : De nombreux professionnels n'assistent pas uniquement à ces événements en tant qu'auditeurs, mais s'impliquent activement en présentant leurs recherches, en animant des ateliers ou en participant à des tables rondes. Cette participation active est une excellente occasion de se faire connaître et de contribuer à la communauté professionnelle.

Opportunités de Formation : Pour de nombreux infirmiers, ces conférences, séminaires et ateliers peuvent également compter comme heures de formation continue, nécessaires pour le maintien de certaines certifications ou accréditations.

Défis et Controverses : Ces événements sont également le théâtre de discussions animées sur des questions controversées, offrant un espace pour des débats éthiques, cliniques ou même politiques.

Perspective Internationale : Les grandes conférences offrent une perspective internationale, permettant de comprendre comment la chirurgie cardiaque est pratiquée dans différents contextes et cultures.

S'engager dans ces rencontres professionnelles est essentiel pour tout infirmier en chirurgie cardiaque qui souhaite offrir les meilleurs soins possibles, tout en contribuant activement à l'avancement de sa profession.

Mentorat et encadrement des nouveaux infirmiers

L'intégration d'un nouvel infirmier au sein d'un service, en particulier dans un domaine aussi exigeant et spécialisé que la chirurgie cardiaque, est un moment délicat, tant pour le professionnel que pour l'équipe existante. Le mentorat et l'encadrement sont des outils essentiels pour assurer une transition en douceur, promouvoir la montée en compétence et renforcer la cohésion de l'équipe.

L'Essence du Mentorat : Le mentorat n'est pas seulement une formation technique. C'est une relation professionnelle privilégiée où un infirmier expérimenté, le mentor, guide, soutient et conseille un nouvel arrivant. Cette relation se base sur la confiance, l'échange et l'engagement mutuel.

Transmission du Savoir-Faire : Le domaine de la chirurgie cardiaque est riche en techniques, protocoles et connaissances spécialisées. Le mentor guide le nouvel infirmier à travers cette complexité, l'aidant à lier théorie et pratique, à affiner ses compétences et à s'adapter aux spécificités du service.

Soutien Émotionnel et Psychologique : Le monde de la chirurgie cardiaque peut être stressant et émotionnellement exigeant. Le mentor est là pour aider le nouvel infirmier à naviguer dans ces eaux parfois tumultueuses, offrant écoute, conseils et réconfort.

Intégration au sein de l'Équipe : Le mentor facilite également l'intégration sociale et professionnelle du nouvel infirmier. Il joue le rôle de médiateur, présentant le nouveau venu à l'équipe, décodant la culture du service et instaurant un climat de confiance.

Retours Constructifs : L'une des fonctions essentielles du mentor est de fournir des retours réguliers. Ces feedbacks, à la fois positifs et correctifs, permettent au nouvel infirmier de progresser, d'ajuster ses pratiques et de renforcer sa confiance en lui.

Évolution du Mentorat : Si la relation de mentorat est initialement très encadrée, elle évolue au fil du temps. Au fur et à mesure que le nouvel infirmier gagne en autonomie et en confiance, le mentor adapte son approche, offrant plus de liberté tout en restant disponible pour le soutien et les conseils.

Valorisation du Rôle de Mentor : Être mentor est une responsabilité, mais aussi une reconnaissance du savoir-faire et de l'expérience. C'est l'occasion pour l'infirmier expérimenté de transmettre ses connaissances, mais aussi de se remettre en question, de réactualiser ses compétences et de renouveler son engagement envers la profession.

Création d'un Lien Durable : Bien souvent, la relation de mentorat débouche sur une relation professionnelle durable, faite de respect mutuel et d'échange. Le mentor et le mentoré peuvent devenir des collègues, des collaborateurs ou même des amis, partageant une histoire commune et une passion pour leur métier.

Le mentorat et l'encadrement des nouveaux infirmiers sont indispensables pour assurer une intégration réussie, renforcer les compétences de l'équipe et garantir une prise en charge optimale des patients en chirurgie cardiaque. C'est une démarche gagnant-gagnant, bénéfique pour le mentor, le mentoré, l'équipe et, in fine, pour les patients.

Chapitre 20 :
L'ÉQUILIBRE
TRAVAIL-VIE PERSONNELLE

Reconnaître les signes d'épuisement

Dans le monde exigeant et rapide de la chirurgie cardiaque, il est crucial pour les infirmiers et tout le personnel médical de reconnaître les signes d'épuisement. Un épuisement non traité peut non seulement impacter la santé mentale et physique de l'individu concerné, mais aussi compromettre la qualité des soins fournis aux patients.

Symptômes Physiques : L'épuisement se manifeste souvent par une fatigue chronique, insurmontable, même après une nuit complète de sommeil. Cette fatigue peut s'accompagner de maux de tête, de douleurs musculaires, de troubles du sommeil, de perturbations digestives ou encore d'une diminution de la résistance aux infections.
Altération des Fonctions Cognitives : Une baisse de la concentration, des oublis fréquents, des difficultés à prendre des décisions ou encore un temps de réaction allongé sont autant de signaux d'alarme. Dans un contexte chirurgical, ces symptômes peuvent avoir des conséquences dramatiques.
Émotions et Humeur : L'épuisement peut conduire à des sautes d'humeur, une irritabilité accrue, des sentiments de tristesse ou de dépression, un sentiment d'isolement, ou encore une diminution de la satisfaction personnelle.
Comportement au Travail : Un désintérêt pour le travail, une baisse de la motivation, des retards fréquents, une augmentation des erreurs médicales, ou encore une tendance à s'isoler des collègues peuvent être les signes d'un épuisement professionnel.

Changement des Relations Sociales : Une tendance à l'isolement, un désintérêt pour les activités sociales ou les hobbies, ainsi qu'un sentiment d'éloignement vis-à-vis des proches peuvent aussi être révélateurs.

Attitudes Négatives : Une vision cynique du travail, un sentiment d'être dépassé, d'être prisonnier de son métier, ou encore de douter de la valeur ou de la signification de son travail sont des symptômes typiques d'épuisement professionnel.

Comportements à Risque : Certains peuvent développer des comportements autodestructeurs comme une consommation excessive d'alcool, l'utilisation de drogues, une alimentation déséquilibrée ou d'autres comportements à risque en réponse à l'épuisement.

Il est crucial pour les professionnels de santé, les responsables d'équipes, et même les proches de savoir reconnaître ces signes. Cela permet d'intervenir rapidement, d'offrir du soutien, et éventuellement d'orienter la personne vers des ressources adaptées. Dans le domaine médical, et particulièrement en chirurgie cardiaque où chaque geste compte, prendre soin de soi est indissociable de la qualité des soins prodigués aux patients.

Stratégies pour maintenir un équilibre sain

Les professionnels de santé, et en particulier ceux évoluant dans le milieu exigeant de la chirurgie cardiaque, sont souvent soumis à des pressions intenses. Toutefois, il est essentiel de maintenir un équilibre sain entre vie professionnelle et vie personnelle pour assurer la qualité des soins tout en préservant sa propre santé mentale et physique. Voici quelques stratégies qui peuvent aider à trouver et maintenir cet équilibre.

1. La Priorisation et la Délimitation : Il est fondamental de définir clairement ses priorités, à la fois dans le cadre professionnel et personnel. Cela permet de consacrer du temps à ce qui compte vraiment. Établir des limites entre le travail et la vie privée, comme éviter de ramener du travail à la maison ou déconnecter des e-mails professionnels pendant les congés, peut aider à préserver cet équilibre.

2. Prendre du Temps pour Soi : Se réserver régulièrement des moments de détente et de loisirs est essentiel. Cela peut être aussi simple que de lire un livre, faire de l'exercice, méditer, ou passer du temps de qualité avec ses proches.

3. La Gestion du Stress : Des techniques comme la méditation, le yoga, ou la respiration profonde peuvent être bénéfiques pour réduire le stress. Il peut aussi être utile de consulter un thérapeute ou un coach spécialisé pour apprendre des stratégies de gestion du stress adaptées.

4. L'Exercice Régulier : L'activité physique est non seulement bénéfique pour la santé physique, mais elle est aussi un excellent moyen de libérer le stress et d'améliorer l'humeur grâce à la libération d'endorphines.

5. Une Alimentation Équilibrée : Une nutrition adéquate soutient le bien-être physique et mental. Manger équilibré, boire suffisamment d'eau et éviter les excès peut améliorer la résilience face au stress.

6. Le Sommeil : Assurer un sommeil de qualité et en quantité suffisante est primordial. Le manque de sommeil peut aggraver le stress, diminuer les capacités cognitives et impacter négativement la santé.

7. Établir un Réseau de Soutien : Avoir des collègues, des amis, ou des membres de la famille à qui parler et partager ses expériences peut être d'une grande aide pour décompresser.

8. La Formation Continue : La mise à jour des compétences et l'apprentissage de nouvelles méthodes peuvent diminuer l'anxiété professionnelle et renforcer la confiance en soi.

9. Apprendre à Déléguer : Reconnaître que l'on ne peut pas tout faire seul est important. Déléguer certaines tâches, que ce soit au travail ou à la maison, permet de mieux répartir la charge.

10. Prendre des Vacances : Il est vital de s'accorder des pauses, même courtes, pour se ressourcer, se reposer et revenir plus fort.

Garder à l'esprit qu'il n'y a pas de honte à demander de l'aide lorsque l'équilibre semble insaisissable est crucial. Que ce soit un professionnel de santé, un mentor, ou un proche, parler de ses ressentis et chercher des solutions ensemble est souvent la première étape vers un équilibre sain.

Importance du soutien social et professionnel

Dans le tumultueux univers médical, et tout particulièrement dans des spécialités aussi exigeantes que la chirurgie cardiaque, le soutien social et professionnel se révèle être une bouée de sauvetage pour de nombreux professionnels. Bien loin d'être un simple "plus", il constitue un pilier fondamental du bien-être, de l'efficacité professionnelle, et de la pérennité dans le métier. Explorons ensemble pourquoi ce soutien est si vital.

Le **soutien social**, qu'il provienne de la famille, des amis ou de la communauté, offre un refuge émotionnel, un lieu où l'infirmier peut se ressourcer, exprimer ses doutes, ses frustrations, ou partager ses réussites. Ce type de soutien procure une série d'avantages :

> **Résilience Face au Stress** : Le simple fait de parler de ses expériences à une personne de confiance peut atténuer les effets du stress. Les émotions partagées sont souvent plus faciles à gérer.

Perspective Extérieure : Les amis et la famille peuvent offrir un point de vue différent, permettant à l'individu de voir les choses sous un nouvel angle, hors du contexte médical.

Appartenance : Se sentir intégré et apprécié au sein d'un groupe social renforce l'estime de soi et la confiance.

Équilibre : Les interactions sociales hors du cadre professionnel contribuent à maintenir un équilibre entre vie professionnelle et personnelle, essentiel pour la santé mentale.

Le **soutien professionnel**, quant à lui, découle des relations entre collègues, mentors, et supérieurs hiérarchiques. C'est un réseau interconnecté où les connaissances, les compétences et les expériences sont partagées.

Croissance Professionnelle : Les mentors et les collègues expérimentés peuvent fournir des conseils, des astuces et des techniques qui enrichissent la pratique individuelle.

Gestion des Défis : Face à un cas complexe ou à une situation inattendue, l'équipe peut se réunir pour trouver ensemble des solutions, ce qui réduit le sentiment d'isolement.

Retour Constructif : Un feedback honnête et bienveillant permet de s'améliorer, de comprendre ses erreurs et d'en tirer des leçons.

Solidarité : Connaître et être reconnu par ses pairs crée un sentiment d'appartenance à un groupe soudé, où l'entraide est naturelle.

Échange de Ressources : Que ce soit une nouvelle formation, un article pertinent ou une conférence à venir, le réseau professionnel est une mine d'informations.

Le soutien, qu'il soit social ou professionnel, n'est pas un luxe : c'est une nécessité. Il apporte équilibre, force, croissance, et bien-être, des éléments essentiels pour tout professionnel de santé désireux de fournir les meilleurs soins possibles tout en préservant sa propre santé et sa passion pour son métier.

Chapitre 21 :
PERSPECTIVES D'AVENIR
ET ÉVOLUTION DU MÉTIER

Les défis actuels et futurs
de la chirurgie cardiaque

La chirurgie cardiaque, à l'intersection de la médecine, de la technologie et de la recherche, est en constante évolution. Depuis ses débuts audacieux jusqu'à ses prouesses techniques d'aujourd'hui, elle a toujours été au cœur des avancées médicales. Cependant, malgré ses succès, cette spécialité médicale est confrontée à une série de défis actuels et futurs qu'il est essentiel de reconnaître et d'aborder.

Défis Actuels :

Complexité Croissante des Patients : Avec le vieillissement de la population et l'augmentation des comorbidités, les patients qui nécessitent une intervention chirurgicale sont souvent plus âgés et présentent des conditions médicales plus complexes.

Ressources Limitées : Dans de nombreuses régions du monde, l'accès à des installations de chirurgie cardiaque de pointe reste limité, ce qui met en lumière des inégalités dans les soins.

Évolution Technologique Rapide : La technologie médicale avance à un rythme effréné. Bien que cela apporte des innovations, cela pose également des défis en matière de formation, d'adaptation et de coûts.

Résistance aux Antimicrobiens : La prévalence croissante de la résistance aux médicaments, en particulier dans le contexte des infections post-opératoires, est une préoccupation majeure.

137

Défis Futurs :

Intégration de l'Intelligence Artificielle (IA) : Avec l'avènement de l'IA, comment intégrer au mieux ces technologies pour améliorer les diagnostics, les interventions et le suivi, tout en assurant une formation adéquate des professionnels ?

Bio-ingénierie et Transplantation : Les progrès en matière de cœurs artificiels et de culture de tissus cardiaques en laboratoire pourraient révolutionner les transplantations. Toutefois, ces avancées nécessiteront des adaptations éthiques, légales et cliniques.

Changements Démographiques et Épidémiologiques : L'augmentation des maladies non transmissibles, comme l'obésité, pourrait entraîner une augmentation des pathologies cardiaques, nécessitant une planification et une préparation adéquates.

Éthique et Autonomie du Patient : À mesure que les options chirurgicales deviennent plus variées et complexes, comment assurer une prise de décision éclairée et centrée sur le patient ?

Impact du Changement Climatique : Les événements climatiques extrêmes, la pollution et d'autres facteurs environnementaux peuvent influencer la santé cardiaque. Comment la chirurgie cardiaque peut-elle s'adapter à ces nouveaux défis ?

La capacité à anticiper et à naviguer dans ces défis définira le futur de la chirurgie cardiaque. Cela nécessitera une collaboration interdisciplinaire, une formation continue et une volonté d'innovation pour garantir que cette spécialité continue d'offrir des soins de pointe tout en évoluant avec son époque.

Les opportunités de carrière avancée pour les infirmiers (infirmier praticien, spécialiste clinique, etc.)

Le métier d'infirmier est l'un des piliers de la médecine moderne. Si le rôle fondamental de l'infirmier consiste à fournir des soins directs au patient, le domaine infirmier s'est considérablement diversifié et spécialisé au fil du temps, offrant de nombreuses opportunités de carrière avancée. Grâce à ces spécialisations, les infirmiers peuvent non seulement élargir leur champ d'action clinique, mais également influencer les politiques de santé, la recherche, l'éducation et la gestion.

1. Infirmier Praticien (IP) :

L'infirmier praticien est un professionnel de santé hautement qualifié, capable de poser des diagnostics, de prescrire des traitements, et de gérer de manière autonome certaines pathologies. Il existe plusieurs spécialités pour les IPs, dont :

- IP en soins de famille
- IP en soins aigus
- IP en pédiatrie
- IP en gériatrie
- IP en psychiatrie/ santé mentale

2. Infirmier Clinicien Spécialisé (ICS) :

L'ICS est un expert dans une spécialité clinique précise. Il joue un rôle central dans la formation des nouveaux infirmiers, la mise en œuvre de protocoles de soins et l'amélioration de la qualité des soins.

3. Infirmier Anesthésiste :

Formé spécifiquement pour administrer l'anesthésie, cet infirmier travaille en étroite collaboration avec les anesthésiologistes, chirurgiens et autres professionnels de santé pour garantir la sécurité du patient pendant les interventions chirurgicales.

4. Infirmier Chercheur :

Certains infirmiers décident de s'orienter vers la recherche clinique ou fondamentale. Ils peuvent travailler sur des études épidémiologiques, des essais cliniques ou des recherches en laboratoire, contribuant ainsi à l'avancement des connaissances en santé.

5. Infirmier en Santé Publique :

Centré sur les communautés, l'infirmier en santé publique travaille à la prévention des maladies, à la promotion de la santé et à l'éducation sanitaire de la population.

6. Infirmier Consultant Légal :

Faisant le pont entre le droit et la médecine, cet infirmier offre une expertise dans les affaires juridiques liées à la pratique médicale, que ce soit dans le cadre de litiges, de fautes professionnelles ou de consultations pour des lois et réglementations.

7. Infirmier en Éducation :

Que ce soit en milieu universitaire ou dans les écoles de soins infirmiers, l'infirmier éducateur joue un rôle clé dans la formation des futures générations d'infirmiers.

8. Infirmier en Gestion et Leadership :

Avec une formation complémentaire en gestion, l'infirmier peut assumer des rôles de direction au sein d'établissements de santé, gérant des équipes, des budgets et des projets.

9. Infirmier Informaticien :

À l'intersection de la santé et de la technologie, cet infirmier se spécialise dans les systèmes d'information liés à la santé, contribuant à la mise en place et à l'optimisation de dossiers médicaux électroniques et d'autres technologies.

Ces carrières avancées requièrent souvent des formations supplémentaires, des certifications spécifiques et une expérience clinique approfondie. Mais elles offrent aux infirmiers l'opportunité d'avoir un impact encore plus grand sur la santé des patients et le système de soins dans son ensemble.

Le rôle de l'infirmier dans la prévention et l'éducation cardiaque

L'infirmier joue un rôle primordial dans le parcours de soin du patient cardiaque. Outre les soins directs, sa mission englobe également la prévention et l'éducation du patient. Cette approche vise à doter les patients des connaissances et des compétences nécessaires pour gérer leur santé cardiaque, réduire les risques associés et améliorer leur qualité de vie.

1. Éducation au Mode de Vie Sain :
L'infirmier sensibilise les patients aux facteurs de risque cardiaque modifiables, tels que le tabagisme, la sédentarité, ou une alimentation déséquilibrée. Il propose des conseils pratiques pour adopter un mode de vie plus sain, encourageant l'activité physique régulière, une alimentation équilibrée et la cessation du tabac.

2. Sensibilisation aux Symptômes :
L'infirmier enseigne aux patients à reconnaître les signes précurseurs d'un problème cardiaque, comme la douleur thoracique, l'essoufflement ou les palpitations. Cette sensibilisation peut permettre une prise en charge précoce et éviter des complications.

3. Gestion des Médicaments :
L'infirmier explique le rôle, les bénéfices, et les effets secondaires potentiels de chaque médicament prescrit. Il insiste sur l'importance de l'observance thérapeutique pour maximiser les bénéfices du traitement et prévenir les complications.

4. Suivi Post-opératoire :
Après une intervention cardiaque, l'infirmier éduque le

patient sur les soins de plaie, la reprise progressive des activités, la surveillance des signes d'infection ou de complications, ainsi que les éventuels ajustements du traitement.

5. Groupes de Soutien :

Certains infirmiers peuvent animer ou orienter les patients vers des groupes de soutien où ils peuvent partager leurs expériences, se soutenir mutuellement et apprendre de nouvelles stratégies de gestion de leur maladie.

6. Prévention Secondaire :

Pour les patients ayant déjà subi un événement cardiaque, l'infirmier insiste sur l'importance de la prévention secondaire, c'est-à-dire la prévention des récidives. Ceci passe par le suivi médical régulier, la prise des médicaments prescrits, et l'adoption d'un mode de vie cardiosanté.

7. Liaison avec d'Autres Professionnels de Santé :

L'infirmier travaille en collaboration avec d'autres professionnels, tels que les cardiologues, les nutritionnistes, les kinésithérapeutes ou les psychologues, afin d'offrir une prise en charge holistique et adaptée à chaque patient.

Le rôle de l'infirmier dans la prévention et l'éducation cardiaque est central. En étant souvent le premier interlocuteur du patient, l'infirmier a la capacité d'influencer positivement les comportements, d'encourager l'autonomie du patient dans la gestion de sa maladie, et de contribuer significativement à la prévention des maladies cardiovasculaires.

Chapitre 22 :
CONCLUSION

LA NOBLESSE
DE LA PROFESSION D'INFIRMIER
EN CHIRURGIE CARDIAQUE

Être infirmier en chirurgie cardiaque, c'est choisir de se tenir à la frontière entre la fragilité de la vie humaine et le génie de la médecine moderne. C'est embrasser une vocation qui combine science, technologie, compassion et dévouement. Cette profession, chargée d'émotions et de responsabilités, est l'incarnation de la noblesse dans le monde médical.

1. Sauvegarder le Cœur, Symbole de la Vie :
Le cœur, cette pompe centrale qui donne vie à chaque partie de notre corps, est un organe sacré dans de nombreuses cultures. Protéger et soigner le cœur, c'est toucher à l'essence même de la vie. L'infirmier en chirurgie cardiaque participe activement à cette mission, avec une dévotion et une compétence sans égales.

2. Un Savoir Alliant Technicité et Humanité :
L'infirmier spécialisé dans ce domaine détient un savoir-faire technique poussé. Mais la technicité ne saurait masquer l'humanité qui est au cœur de sa pratique. Chaque patient est unique, et l'infirmier déploie une empathie sans borne pour comprendre, rassurer, et accompagner.

3. Le Courage Face à la Pression :
Les situations d'urgence sont fréquentes en chirurgie cardiaque. Dans ces moments critiques, l'infirmier fait preuve d'une résilience remarquable, gardant son calme, sa lucidité et sa précision pour garantir les meilleures chances de succès.

4. L'Engagement Continu pour le Bien-être du Patient :
Au-delà de la salle d'opération, l'infirmier joue un rôle crucial dans la récupération et la réhabilitation du patient. Son engagement ne s'arrête pas à la chirurgie, mais se poursuit dans la surveillance, l'éducation, le soutien émotionnel, reflétant une détermination sans faille à voir chaque patient retrouver une vie pleine et saine.

5. Une Collaboration Respectueuse :
La noblesse de la profession s'exprime également dans la capacité de l'infirmier à travailler en harmonie avec une équipe multidisciplinaire. Le respect mutuel, l'écoute et le partage de connaissances sont essentiels pour offrir des soins optimaux.

6. Une Éthique Inébranlable :
Face aux dilemmes éthiques, aux défis de la médecine moderne, l'infirmier en chirurgie cardiaque demeure un gardien des principes fondamentaux de la profession: bienveillance, justice, autonomie et non-nuisance.

7. L'Évolution Constante :
La chirurgie cardiaque est un domaine en constante évolution. L'infirmier montre une soif d'apprendre, s'adaptant aux nouvelles technologies, aux méthodes innovantes, tout en préservant l'aspect humain des soins.

La profession d'infirmier en chirurgie cardiaque n'est pas seulement un métier; c'est une vocation, un appel à servir, à se dépasser, à toucher des vies de manière profonde. La noblesse de cette profession ne réside pas seulement dans les compétences techniques, mais surtout dans la passion, la dévotion et l'amour incommensurables pour l'humanité.

Continuer d'évoluer pour mieux servir les patients

Le monde médical, tel un organisme vivant, est en constante mutation. La médecine d'aujourd'hui, avec ses avancées technologiques et ses découvertes, diffère radicalement de celle d'il y a quelques décennies. Face à cette dynamique effrénée, les professionnels de santé, en particulier les infirmiers en chirurgie cardiaque, portent une lourde responsabilité : continuer d'évoluer pour mieux servir leurs patients.

L'évolution par la Formation Continuée :
L'apprentissage ne s'arrête jamais vraiment pour l'infirmier. Les nouvelles techniques chirurgicales, les médicaments innovants, les équipements de pointe... Tous exigent une formation régulière pour garantir la sécurité et l'efficacité des interventions. Cette quête incessante de connaissances est alimentée par le désir profond de fournir le meilleur des soins.

L'Adaptabilité à la Technologie :
L'ère numérique a profondément modifié le paysage de la santé. Les dossiers électroniques des patients, la télémédecine, les appareils de surveillance à distance ne sont que quelques exemples de la manière dont la technologie s'est immiscée dans la pratique quotidienne. L'infirmier moderne embrasse ces outils, non comme des substituts, mais comme des compléments qui améliorent la qualité et la précision des soins.

L'Écoute Active et la Communication :
Alors que le monde devient de plus en plus bruyant, l'art d'écouter devient un trésor précieux. Les infirmiers, en restant à l'écoute de leurs patients, peuvent percevoir des nuances et des détails qui pourraient échapper à un examen médical standard. Cette écoute active, couplée à une communication efficace, construit une relation de confiance entre le patient et le soignant.

L'Humanisation des Soins :
Avec l'afflux d'innovations technologiques, il est crucial de ne pas perdre de vue l'aspect humain des soins. Chaque patient est unique, avec sa propre histoire, ses espoirs et ses peurs. En reconnaissant et en honorant cette

individualité, l'infirmier ajoute une dimension d'empathie et de compassion, essentielle pour une guérison holistique.

La Collaboration Interprofessionnelle :

Le monde médical est interconnecté. L'infirmier en chirurgie cardiaque collabore étroitement avec les chirurgiens, les cardiologues, les anesthésistes et d'autres professionnels. Cette collaboration, basée sur le respect mutuel, garantit que le patient bénéficie d'une prise en charge globale.

La Réflexion Éthique :

Face aux dilemmes médicaux complexes, l'infirmier est souvent appelé à réfléchir éthiquement, en plaçant le bien-être du patient au cœur de chaque décision.

Continuer d'évoluer pour mieux servir les patients n'est pas qu'une nécessité professionnelle, c'est un engagement moral. C'est une promesse que chaque infirmier fait, non seulement à ses patients mais aussi à lui-même : celle de ne jamais cesser d'apprendre, d'écouter et d'innover pour le bien-être de tous.

Encouragements et conseils pour les futurs infirmiers du domaine

La voie sur laquelle vous avez décidé d'embarquer est l'une des plus nobles et des plus gratifiantes qui soit. La chirurgie cardiaque est un domaine de pointe qui exige non seulement des compétences techniques exceptionnelles mais aussi une profonde humanité. En tant qu'infirmiers, vous serez les garants de la qualité des soins prodigués aux patients, du moment où ils franchissent le seuil de l'hôpital jusqu'à leur guérison complète. Voici quelques mots d'encouragement et de conseils pour vous aider dans votre parcours.

1. Croyez en votre Mission :

Vous jouerez un rôle essentiel dans le parcours de guérison

de chaque patient. Votre contribution, bien que parfois sous-estimée, est fondamentale. Rappelez-vous toujours que votre travail a un impact profond sur la vie des personnes que vous soignez.

2. N'Arrêtez Jamais d'Apprendre :

La médecine évolue rapidement, tout comme la technologie. Investissez dans la formation continue pour rester à la pointe de votre domaine et garantir les meilleurs soins possibles à vos patients.

3. Cultivez l'Empathie :

Les compétences techniques sont essentielles, mais la capacité à comprendre et à se connecter émotionnellement avec les patients l'est tout autant. Votre compassion et votre empathie seront souvent la bouée de sauvetage des patients dans des moments difficiles.

4. Collaborez :

La chirurgie cardiaque est un effort d'équipe. Apprenez à travailler en étroite collaboration avec les chirurgiens, les anesthésistes, les diététiciens et d'autres professionnels de santé. Ensemble, vous pouvez offrir une prise en charge complète et holistique.

5. Prenez Soin de Vous :

Le travail en chirurgie cardiaque peut être stressant et épuisant. Pour prendre soin des autres, vous devez d'abord prendre soin de vous. Trouvez des méthodes pour décompresser, que ce soit par le biais de loisirs, d'exercices physiques ou de méditation.

6. Cherchez du Soutien :

Qu'il s'agisse de mentors, de collègues ou de groupes de soutien professionnel, entourez-vous de personnes qui peuvent vous offrir des conseils, du réconfort et des perspectives différentes.

7. N'ayez Pas Peur de l'Échec :

Vous ferez des erreurs, comme tout le monde. Ce qui est important, c'est d'apprendre de ces erreurs et de s'en servir comme d'une opportunité de croissance.

8. Gardez la Passion :

Ce qui vous a attiré vers ce domaine en premier lieu est une passion pour aider les autres. N'oubliez jamais cette étincelle, car elle vous guidera même dans les moments les plus difficiles.

9. Soyez Fier :

Peu importe les obstacles que vous rencontrerez, sachez que vous faites un travail incroyablement important. Chaque jour, vous avez l'opportunité de changer des vies, et c'est quelque chose dont vous pouvez être fier.

La profession d'infirmier en chirurgie cardiaque est un mélange unique de science, d'art et d'humanité. En cultivant à la fois vos compétences techniques et votre capacité à vous connecter avec les patients, vous ferez une différence inestimable. Bon courage et bienvenue dans cette belle aventure !

Glossaire des termes médicaux

Un glossaire des termes médicaux est vaste et peut comprendre des milliers d'entrées. Voici une liste non exhaustive de certains termes médicaux couramment utilisés, avec de brèves définitions :

Anémie : Diminution du nombre de globules rouges ou de la quantité d'hémoglobine dans le sang.

Biopsie : Prélèvement d'un échantillon de tissu pour examen microscopique.

Cyanose : Coloration bleuâtre de la peau due à un manque d'oxygénation du sang.

Dyspnée : Difficulté à respirer ou essoufflement.

Électrocardiogramme (ECG) : Enregistrement de l'activité électrique du cœur.

Fibrose : Formation excessive de tissu fibreux, souvent à la suite d'une inflammation ou d'une blessure.

Glycémie : Concentration de glucose dans le sang.

Hypertension : Pression artérielle élevée.

Immunologie : Étude du système immunitaire et de ses réponses à divers agents pathogènes.

Jaunisse : Coloration jaune de la peau et des yeux due à une augmentation de la bilirubine dans le sang.

Kératine : Protéine présente dans la peau, les ongles et les cheveux.

Leucocytes : Globules blancs, impliqués dans la défense de l'organisme contre les infections.

Métabolisme : Ensemble des réactions chimiques qui se produisent dans l'organisme pour maintenir la vie.

Néoplasie : Croissance anormale des cellules, pouvant conduire à une tumeur.

Oncologie : Étude et traitement des tumeurs.

Pathogène : Organisme ou agent capable de causer une maladie.

Quadrant : Division d'une zone anatomique en quatre parties, souvent utilisée pour décrire l'emplacement de la douleur abdominale.

Rémission : Diminution ou disparition des signes et symptômes d'une maladie.

Sérum : Partie liquide du sang qui reste après la coagulation.

Tachycardie : Rythme cardiaque accéléré.

Ulcère : Lésion ouverte, généralement douloureuse, qui se forme sur la peau ou les muqueuses.

Vascularisation : Fourniture de sang à un tissu ou un organe.

WBC : White Blood Cells (Globules blancs).

Xénogreffe : Greffe de tissus ou d'organes provenant d'une espèce différente.

Yoga : Pratique qui combine des postures, des exercices de respiration et de la méditation pour promouvoir la santé physique et mentale.

Zona : Maladie virale caractérisée par des éruptions cutanées douloureuses le long d'un nerf.

Il s'agit là d'une sélection limitée de termes médicaux, et le domaine médical est si vaste qu'il serait impossible de tous les couvrir ici. Si vous recherchez des termes spécifiques ou plus d'informations sur un sujet particulier, n'hésitez pas à le préciser !

Retrouvez chacun de mes livres publiés sur Amazon sur le lien suivant :

https://www.amazon.fr/dp/B0CP8T3K57

Pour un prix unitaire beaucoup plus intéressant, vous pouvez également acheter l'intégralité de mes livres en format e-books (pdf) sur le site internet suivant :

http://espaceformation-ide.com

Avec toute ma considération…

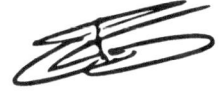

www.ingramcontent.com/pod-product-compliance
Lightning Source LLC
Chambersburg PA
CBHW072209290526
45794CB00004B/1703